讓精油成為你最好的家庭醫生

超過200種的對症舒緩芳香療法

居家活用事典

精油芳療

讓初學者立刻上手的

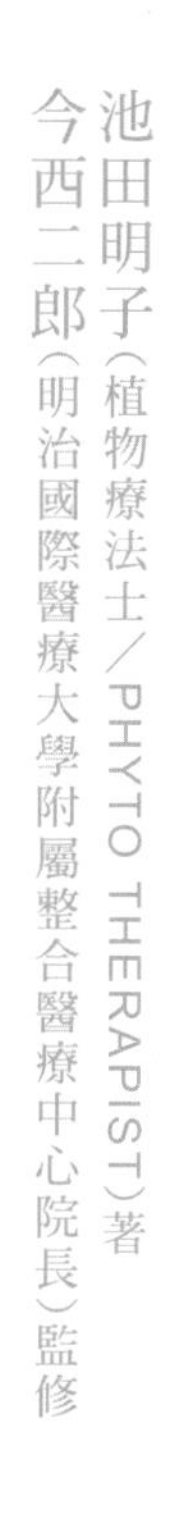

池田明子（植物療法士／PHYTO THERAPIST）著
今西二郎（明治國際醫療大學附屬整合醫療中心院長）監修

前言

精油芳療用於放鬆身心、消除疲勞以及肌膚護理而廣受女性喜愛。近年來也被視為替代醫學受到關注。

我深受植物之力吸引，在東京自由之丘經營植物療法學校的同時，在家中也活用精油芳療。拜其所賜，從事演員的丈夫梅澤富美男以及全家人都健康地度過日常生活。

精油萃取自植物的芳香成分。一滴精油之中濃縮了眾多成分，目前已知對生理及心理都具有各種效果及作用。雖然聽說精油芳療有助於預防失智症或花粉症，但卻不知該如何使用；就算購買精油，也總是千篇一律的用法；想要自行調理還不需就醫的小病小恙；想要用精油芳療治療家人……。我經常聽到這樣的心聲。

本書是我在長年接觸精油芳療的過程中，以期間累積的知識為基礎，並為了讓初學者也能夠立即上手，著重於易讀與易懂性，加以彙整編纂的一本書。

例如以較大的步驟照片來介紹精油按摩的方法，以便於按圖操作。並以症狀分類，收錄超過200種以上的實用配方。此外，也從據說數量多達300種以上的精油當中，嚴選53種容易取得又好用的精油加以介紹。內容全都經過現任醫師的今西二郎先生監修，他的診療中亦採用精油芳療。即使只是多一個人也好，若能讓更多人活用精油，對家人或自身的健康及美容有所助益的話，就是我最大的榮幸。

池田明子

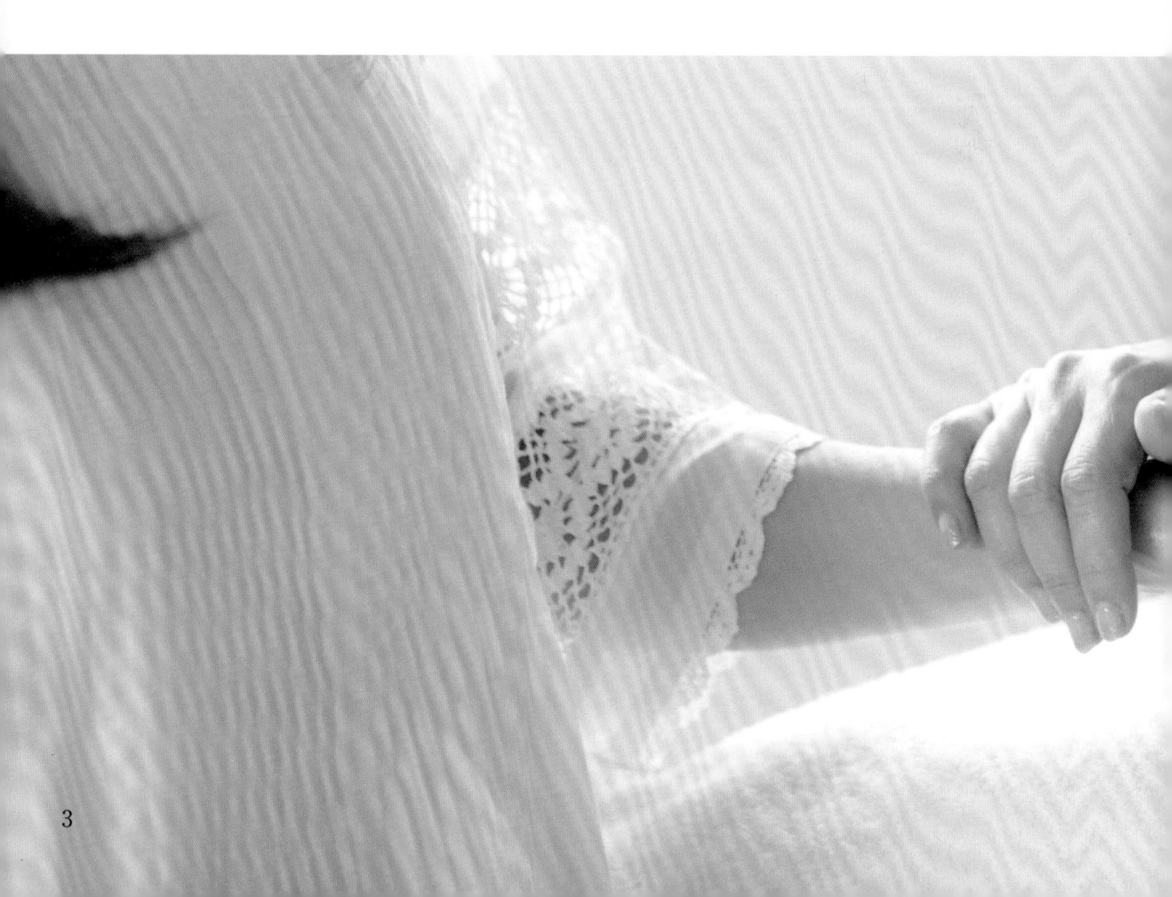

contents

Lesson1

精油芳療入門……8

Lesson2

自我調養配方集

美容、瘦身與舒緩的精油芳療……46

Lesson3

對症配方集

擊退身心煩惱的精油芳療

Lesson4

有助於健康&美容的53種精油圖鑑

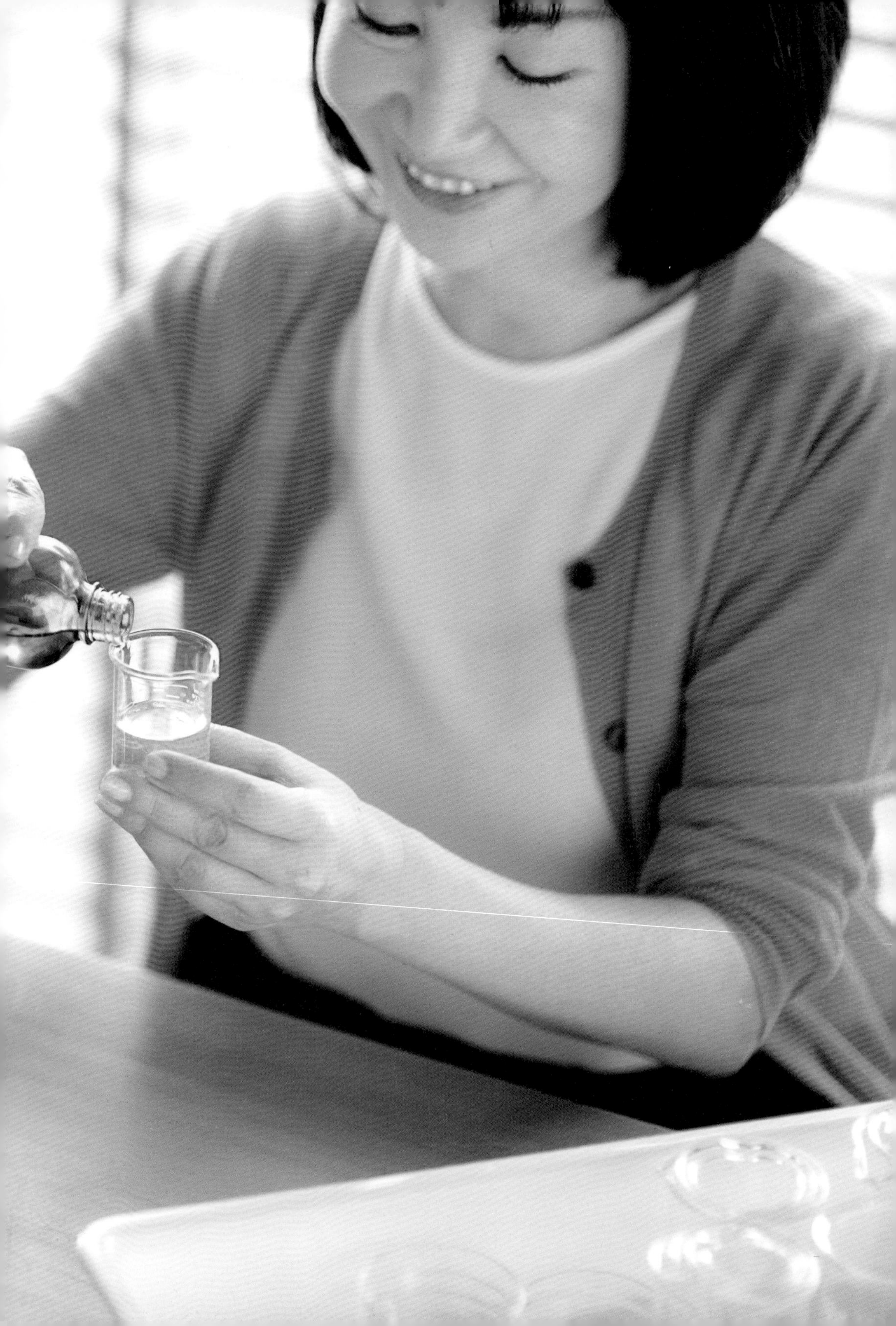

Lesson1

精油芳療入門

精油芳療是利用萃取自植物的

芳香成分「精油」改善身心狀況，

並有益於美容或治療。

在這一篇，來瞭解精油的作用機制

以及正確的挑選法，

學習安全有效的用法吧！

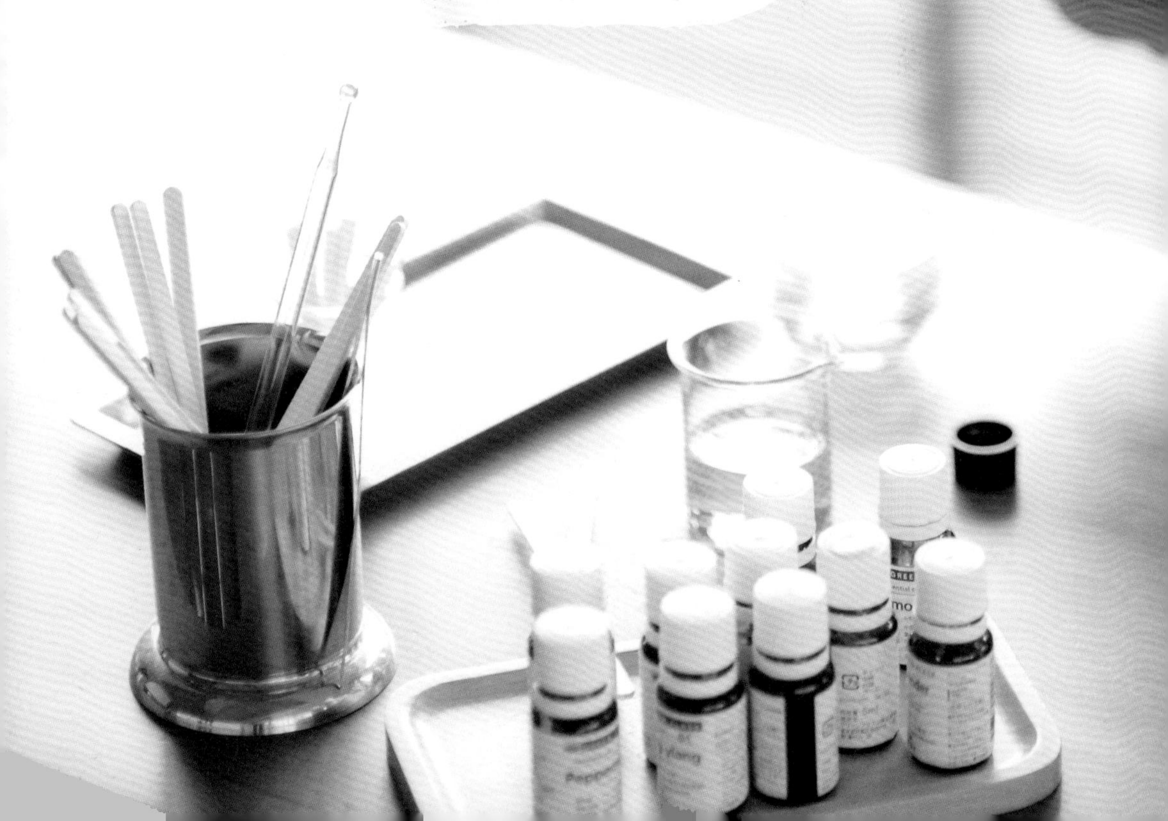

使用精油芳療的事前須知

什麼是精油芳療？

從植物萃取出芳香成分的精油(essential oil)，精油芳療是使用精油來改善身心各種不適症狀，調整全身平衡的一種自然療法。精油並非僅限於芳香用途上，亦可用於振奮精神、放鬆心靈、美容或健康管理以及營造室內的舒適感等，能以各種方式為生活增添一些助力。感受香氣的嗅覺可直接影響大腦，因此能夠提昇人體與生俱來的自然自癒力。

療癒心靈與身體的精油芳療

精油芳療的最大優點是可對心靈和身體發揮全身性的效果。一般的醫療僅針對患部治療，但當身體感到疼痛時，精神上也會覺得痛苦。由於身心是相互影響的，因此藉由精油芳療進行全面性的護理，便能調整身心平衡。此外，精油芳療不只是自然療法，也可用來做為休閒嗜好或是幫助舒緩情緒，能讓我們的生活變得更多采多姿。

Column

aromatherapy 和 aromathérapie 有差別嗎？

在本書中雖然採用 aromatherapy 這樣的寫法，但 aromathérapie 這一詞應該也很常見。或許會猜想到底哪一個才是正確的呢？兩者的不同處只在於 aromatherapy 是英文，aromathérapie 則為法文，但同樣都是指精油芳療。

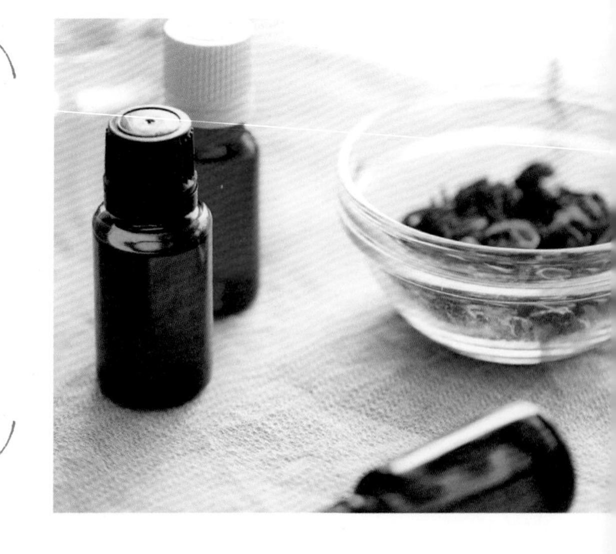

精油芳療的歷史

源自古埃及時代

早在精油芳療此一詞彙誕生之前的數千年前，人們就開始將植物的香氣用在醫療和娛樂之中。在古埃及，香氣是法老王獻給神明的聖物，因此在宗教儀式時，會將乳香和沒藥等做為薰香來使用。此外，在製作木乃伊時，也會使用具有防腐效果的乳香、沒藥和大西洋雪松等。而後阿拉伯與希臘的蒸餾技術日趨成熟，並在歐洲廣為流傳，從黑死病及霍亂等傳染病流行時開始，逐漸運用在醫療方面。

精油芳療的誕生

創精油芳療一詞的是一位活躍於20世紀前半期的法國科學家雷內・摩里斯・蓋特佛賽（René-Maurice Gattefossé），他將aroma（芳香）和therapy（治療）組合所創之詞彙。在化學實驗當中被燙傷的他，察覺到治療燙傷用的薰衣草精油優秀特性。爾後，便專心致力於精油研究，並於1937年撰寫了『aromathérapie』。此外，名為尚・瓦涅的法國軍醫（Jean Valnet）於第二次世界大戰的德國前線服役，將精油用於治療傷兵。法國自此之後也將精油朝向醫療用途發展。

另一方面，為現今最普遍的芳療手法奠定發展基礎的是於1961年出版《青春永駐的祕訣》（The secret of life and youth）的瑪格麗特・摩利（Marguerite Maury）。書中刊載了以植物油稀釋精油，並用於精油按摩的方法。以美容和心靈護理為主，全方位的精油芳療在英國廣泛地發展，並傳播至全世界。

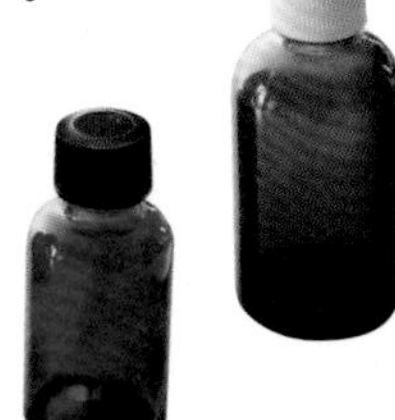

精油的作用機制

精油進入體內的路徑有3種

精油的芳香成分會依循著接下來的3種路徑，作用於身心。

(1)從嗅覺器官至腦部

由鼻子吸入的芳香成分，會在鼻腔深處轉換為電訊傳遞至腦部。這樣的機制會在次頁中詳加解說。

(2)自呼吸器官至血液

藉由呼吸吸入的芳香成分，一部分會透過氣管進入肺部，從肺泡的微血管進入血液，傳送至全身。

(3)從皮膚進入血液

將精油塗抹於皮膚上，會從皮膚吸收進入微血管中，再藉由血液運送至全身。雖然皮膚具有防止細菌等異物入侵的屏障作用，但由於精油成分的分子量小，容易從皮膚滲透，發揮各種效果。

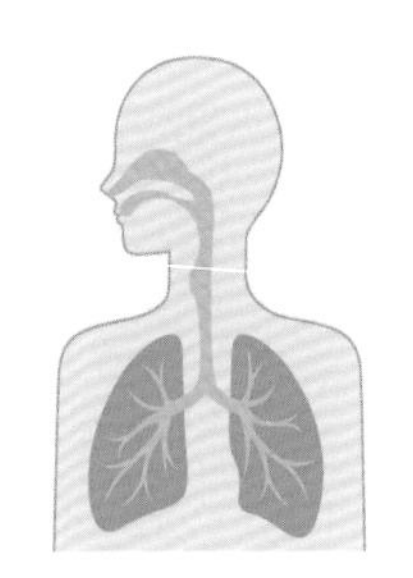

從嗅覺器官傳遞至腦部的機制

嗅覺器官(鼻)吸入的芳香成分，一旦被位於鼻腔深處嗅覺上皮的嗅絲捕捉到，便會引起嗅覺細胞興奮，將香氣轉換成為電訊號。電訊號會透過嗅覺神經傳導至嗅球，再由此傳送至海馬迴與杏仁核等，與記憶、情緒和行為相關部位所在的邊緣系統。此外，也會到達掌管自律神經、內分泌系統與免疫系統等功能的下視丘及腦下垂體。香氣資訊就是如此，藉由作用於邊緣系統、下視丘和腦下垂體，以協調心理與身體的平衡。

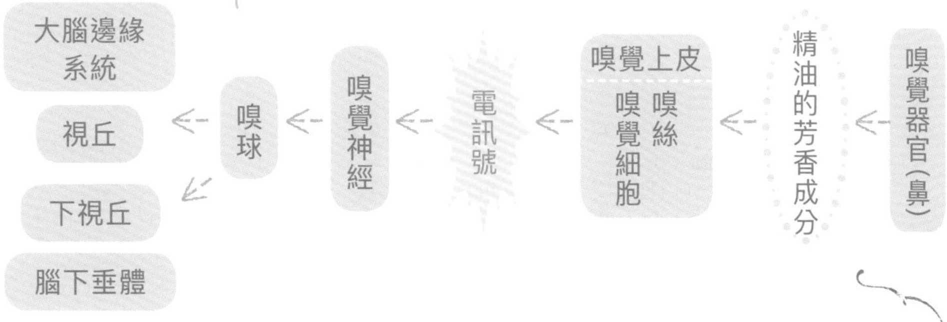

受香氣影響的腦部位

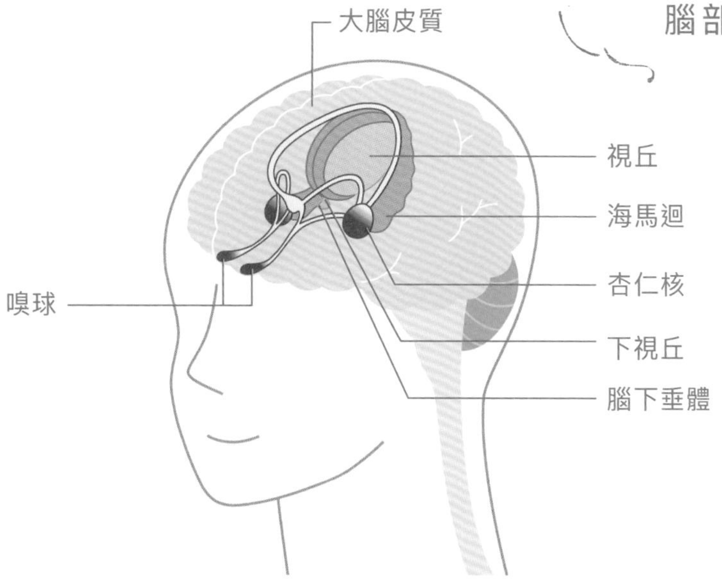

精油的基礎知識

什麼是「精油」

花卉、草木和果實等所具有的香氣，已經深植在我們生活之中。從這些植物的花、葉、根、果實和果皮等部位，萃取的芳香物質便是精油(essential oil)。精油是100%的天然香料，同時含有各種高濃度的有效成分。由於從植物之中僅能微量採集，因此相當珍貴。雖然是有益於我們的身心的天然物質，但卻並非100%安全。在使用時請遵守基本規則吧！

精油的成分

精油不同於生命必須的葡萄糖，後者為植物進行光合作用時所製造出的一次代謝產物，精油為二次代謝的產物(植物性化合物)。雖然文字之中有「油」這個字，構成的物質卻是與油脂截然不同。精油最具特色的性質為下列4項。

【芳香性】

散發香氣的性質稱作為芳香性。精油會因做為原料的植物或成分的個別差異，而散發出具有特色的氣味。

【揮發性】

精油是會蒸發於空氣中的揮發性物質。若是存放精油的瓶子未加蓋、任意放置的話，便會慢慢化為氣體，使瓶子空空如也。

【親油性(脂溶性)】

精油具有難溶於水，易溶於油的親油性(脂溶性)的性質。欲將精油稀釋使用時，會與大量基底油(植物油)充分混合。

【易燃性】

當精油變成氣體混在空氣中時，具有接觸到火源或熱源便會燃燒的易燃性。因此要注意勿將精油放置於廚房等用火的場所。

精油的製造方法

精油是用什麼方法製作的呢？

萃取自植物中貴重的精油會依照植物，從不同的部位萃取。花、葉、果皮、果實、種子、樹枝、根及樹脂等，萃取自各種部位。從植物中萃取精油的方式(製造方法)有許多種，但較具代表性的為以下3種。

1 水蒸氣蒸餾法

主要使用於從花、葉、果實、根及樹脂等部位萃取精油的情況，是最普遍的製造方式。將做為原料的植物放入蒸餾鍋中，自下灌入蒸氣或是加水使其沸騰，讓芳香物質蒸發。接著讓蒸氣通過冷卻管液化，就會分為精油和水 2 層。這個水當中溶入了微量水溶性芳香成分，是為純露，可加以使用。

2 揮發性有機溶劑萃取法

是萃取花朵等細緻芳香成分時所選用的方法，將植物浸泡在石油醚或是己烷這類揮發性有機溶劑中，取出植物內的蠟質成分後再使溶劑揮發，取得稱作「凝香體」的半固體狀物質。接著加入酒精溶出芳香成分等步驟之後，最終所得到的產物就稱之為「原精」。最具代表性的便是玫瑰原精。茉莉與安息香等精油也是以這種方式製作。

3 壓榨法

主要是用在檸檬、佛手柑及柳橙等柑橘類果皮中萃取精油的方法。以機械式轉輪等工具壓榨果皮，再使用離心法分離加以萃取果皮細胞中的精油。由於未經加熱，芳香物質的變化較少，可享受到植物原始的香氣。

精油的作用

精油帶來的作用是什麼

對植物而言芳香物質的作用有：植物為了將受粉的種子散播出去，而藉此吸引昆蟲等生物靠近的「誘因效果」、避免遭到昆蟲啃食的「忌避效果」，與防止黴菌或壞菌滋生的「抗真菌、抗菌效果」等，可說是具有多種作用。這種植物為了延續物種而製造的天然化學物質，將它們蒐集起來就成為了精油。1種精油含有複數成分，可同時帶來多種效果。接下來介紹在精油的各種作用之中，特別切身的作用。

適用於鼻子及喉嚨不適時

調整呼吸系統機能

對於鼻子及喉嚨等呼吸系統的問題，可以獲得改善。

代表精油

乳香、藍膠尤加利、沉香醇百里香等

培養高抗壓性的身心

抵抗壓力

對於擾亂心靈的壓力成因，加以提昇抵抗性。

代表精油

真正薰衣草、佛手柑、苦橙葉等

放鬆身心

鎮靜

能夠幫忙穩定神經系統，具有放鬆身心靈的作用。

代表精油

真正薰衣草、絲柏、依蘭等

提昇腸胃功能

促進消化

活化腸胃器官機能、幫助消化系統運作順暢。

代表精油

檸檬、胡椒薄荷、柳橙等

抑制細菌病毒滋生

抗菌、抗病毒

能抑制細菌和病毒滋生。於感冒時可多加利用。

代表精油

茶樹、藍膠尤加利、檸檬等

緩和疼痛

止痛

能舒緩疼痛。對關節痛和腰痛等疼痛也有效果。

代表精油

真正薰衣草、羅馬洋甘菊、馬鬱蘭等

調整自律神經平衡

調節生理時鐘

調整自律神經(交感神經、副交感神經)的平衡，並使睡眠、血管、體溫及內臟等運作正常。

代表精油

真正薰衣草、蘋果天竺葵、檸檬等

抑制發炎

抗發炎

緩和有害物質以及刺激所導致的發炎現象。

代表精油

真正薰衣草、馬鬱蘭、德國洋甘菊等

調整荷爾蒙分泌

調節荷爾蒙

改善生理痛、經前症候群(PMS)及更年期障礙等症狀。

代表精油

依蘭、快樂鼠尾草、奧圖玫瑰等

保持皮膚水潤

活化皮膚細胞

因具有促進細胞新陳代謝的作用，能幫助皮膚細胞處於活化狀態。

代表精油

橙花、檀香、乳香等

天然驅蟲效果

驅蟲

讓蚊蟲不近身。精油中含有蚊子、塵蟎與蟑螂等害蟲討厭的成分，可有效驅趕害蟲。

代表精油

檸檬香茅、蘋果天竺葵、藍膠尤加利等

促進排尿、消除水腫

利尿

藉由促進尿液生成以將身體內的多餘水分排出，也能幫助消除水腫。

代表精油

杜松漿果、葡萄柚等

選擇精油的正確方式

購買精油的重點

精油芳療不可或缺的精油是萃取自植物的１００％天然香料。雖然居家生活雜貨店或是網路商店等都有販售精油，但為了能安心使用精油，在此整理幾個挑選的基本重點。

在精油芳療專賣店購買

最近在網路商店等也能方便地買到精油。但初次購買精油時，請在精油芳療的專賣店購買吧！要發掘喜好的香氣，前往店面以試香瓶試聞尋找是最好的。此外，專賣店的銷售人員也有豐富的知識，不但能夠聽取關於使用的注意事項，還能現場諮詢。售價低廉卻標示成精油販賣的商品當中，不乏以合成香料混充，或是以酒精稀釋的產品，因此還需多加注意。

購買遮光瓶包裝的商品

由於精油會因光和熱而劣化，因此幾乎所有精油都以咖啡色或藍色的遮光瓶包裝。瓶口為可１次滴落１滴的滴管款式，便於使用。未以遮光瓶包裝的則可能不是精油，若是也極有可能品質不良。

尋找喜愛的香味

我想應該有不少人在初次購買精油時，不知道該怎麼樣挑選而苦惱。到店面實際試聞香味，同時選擇自己覺得「喜歡」的香氣是最好的。能夠使你覺得舒服自在的香氣，可說是在下意識之中，身心所需要的香氣。

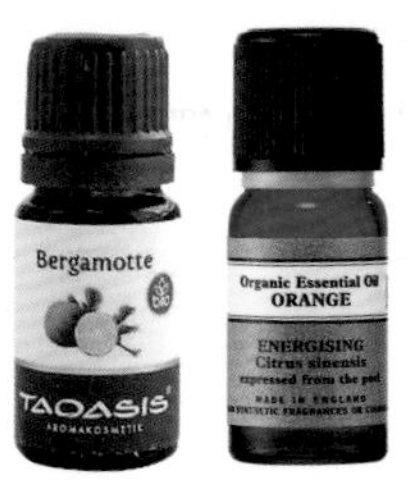

試聞香氣

前往精油芳療專賣店，通常會準備精油的試聞瓶、面紙或是試香紙等用品，因此請務必試聞看看。幾乎所有精油瓶口都附有可一次滴落1滴的滴管。滴1滴在面紙上，稍微靠近臉部輕輕搧動，用鼻子慢慢吸入擴散在空氣中的香氣。有些精油的黏度較高，也因此會有難以滴落的情形，但若是搖動瓶子的話精油便會噴出，還請多加注意（當遇到這種狀況時，以手掌包覆瓶底溫熱精油即可）。

確認瓶上所標資訊

精油的瓶標上記載著各種資訊。在購買之前要確認標示事項。瓶標上記載了學名或品名、原產國、有效期限、萃取部位、萃取方式、進口商及使用的注意事項等資訊。例如尤加利是英語「Eucalyptus」的翻譯，叫作尤加利的精油中，還有分成藍膠尤加利、澳洲尤加利以及檸檬尤加利等不同種類。無論是成分或香味都各不相同，因此在購買時要仔細確認瓶標。

標籤資訊範例

內容量：10ml
有效期限：2018.03
批號：100
萃取部位：葉
萃取方式：水蒸氣蒸餾法
販售．進口商、使用的注意事項等

背面

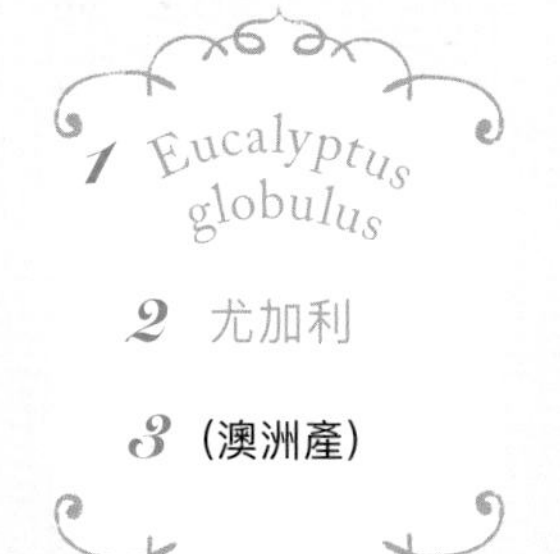

正面

1 學名
2 品名（精油名稱）
3 原產國

※各產品所記載資訊會有所差異

精油芳療的基本方法

享受精油芳療的方式五花八門。
從實行起來最輕鬆的薰香開始，
精油泡澡、精油按摩
或是用喜愛的香味製作化妝水和乳膏，
也能夠為每天的美容保養加分。
來為您介紹，可視當日心情和身體狀況調整，
能對精油芳療樂在其中的基本使用方法。

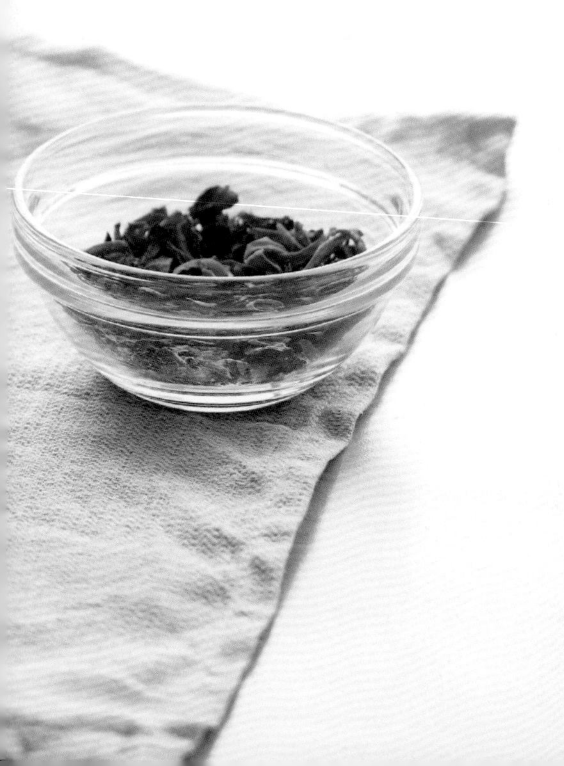

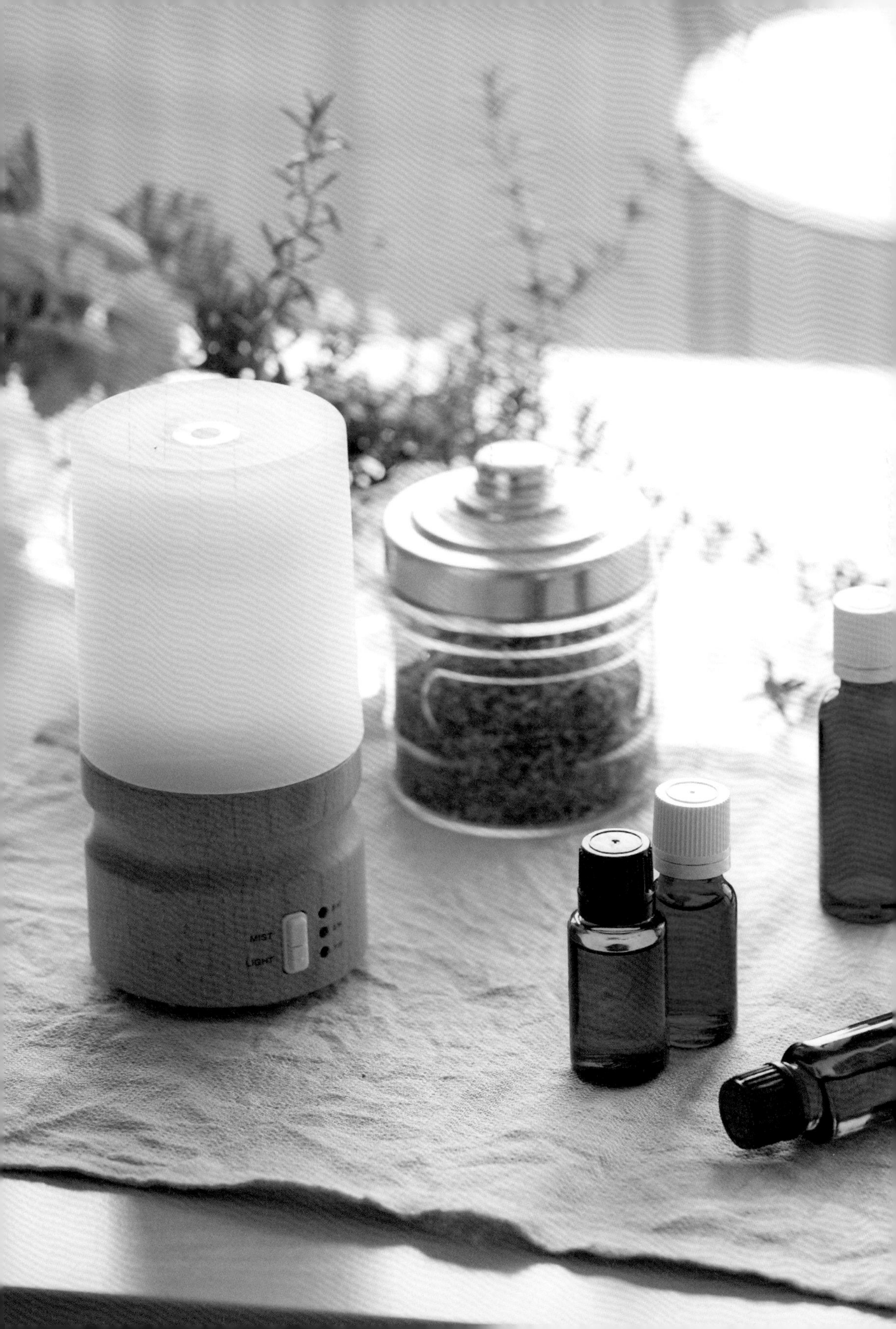
MIST
LIGHT

薰香

擴散精油享受香氣，使用上最便利的精油芳療

薰香是將精油擴散於空氣之中，藉由享受香氣以調整身心平衡的方式。在手帕滴上1滴精油吸入，便可輕易地從嗅覺器官和呼吸器官吸收精油成分。此外，將具有殺菌作用的精油活用在清潔擦拭的話，就能讓室內清爽乾淨。噴在口罩上對於預防感冒也很有幫助。

Point

- 在進行薰香時，適度地讓房間透透氣吧！
- 若長時間嗅聞同樣香氣的話，會難以感受到香味。
- 香味的喜好和感受因人而異。若在人較多的地方使用時，要注意精油用量。

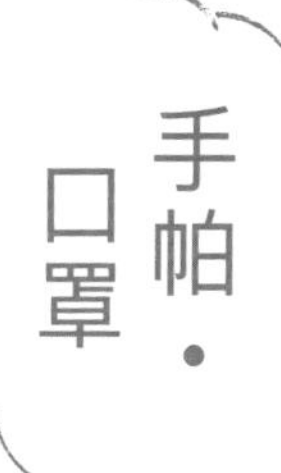

在平時使用的手帕或是面紙上，滴上1～2滴自己喜愛的精油，就能夠輕鬆地享受香氣。在感冒時也很推薦噴在要戴的口罩上。

注意

將精油使用於布製品時，事先沾少量在不顯眼的位置，測試是否會殘留顏色。

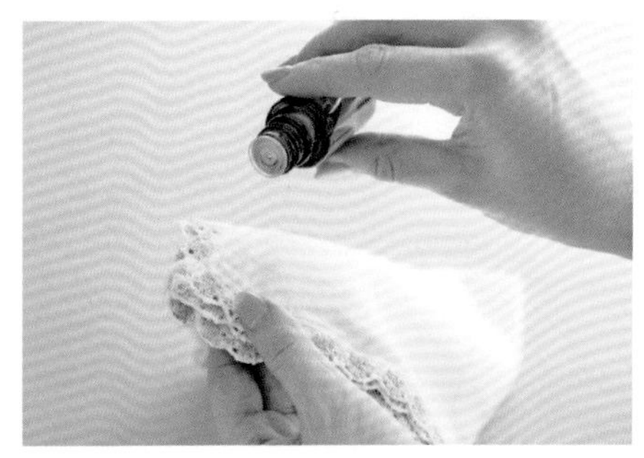

在手帕滴上1～2滴精油。為避免直接接觸肌膚，滴落於邊緣部分較佳。有色精油有可能會留下顏色，因此請多加留意。

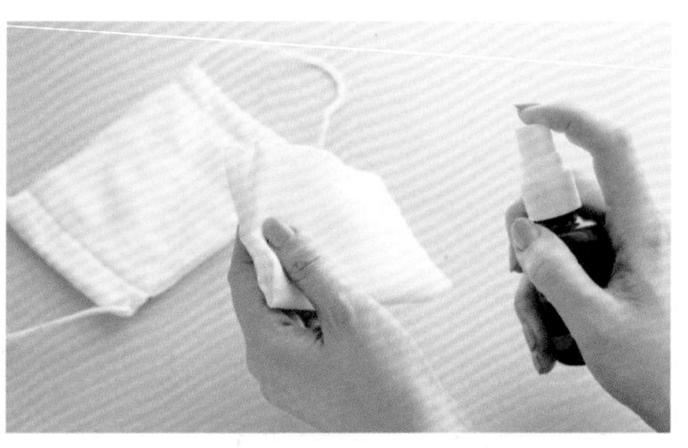

使用可放入紗布類型的口罩。在紗布噴上芳香噴霧(參考p.36)，放在口罩夾層內。

推薦精油 藍膠尤加利(→P.153)

滴進熱水

在熱水之中滴入精油，讓蒸氣擴散，享受更大範圍的香氣。使用馬克杯或具有深度的小型器皿都無妨，但請與飲食時使用的容器區隔開來較好。

注意

要小心避免誤食，請將容器放置在兒童無法取得的位置。此外，進行時間不宜過長。

馬克杯的薰香作法

1. 在裝有40～50℃左右熱水的馬克杯中滴入1～3滴精油。
2. 閉上眼睛，緩緩地吸入蒸氣。

臉部蒸氣浴

讓臉部接觸含有精油成分的蒸氣，以促進血液循環、滋潤肌膚的方法。同時從口鼻吸入蒸氣，可以解決鼻塞或喉嚨不適，亦能帶來放鬆效果。

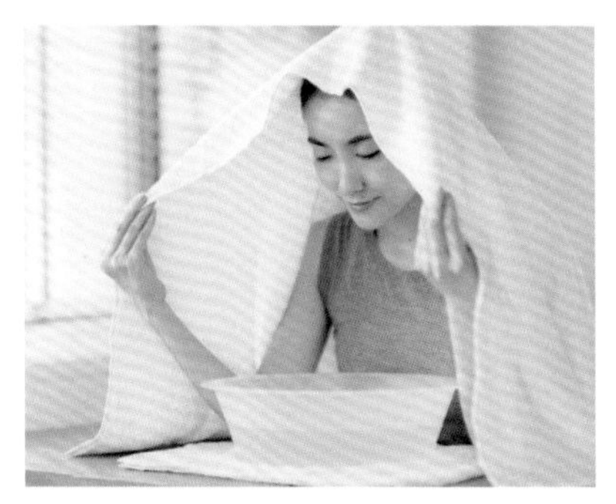

臉部蒸氣浴的作法

1. 在臉盆中倒入溫度較高的熱水，滴入1～3滴精油，輕輕攪拌均勻。
2. 為避免蒸氣逸散，在頭上蓋上一條毛巾，再閉上眼睛緩緩吸入蒸氣。

注意

在混合熱水和精油時避免燙傷。並且避免進行時間過久。

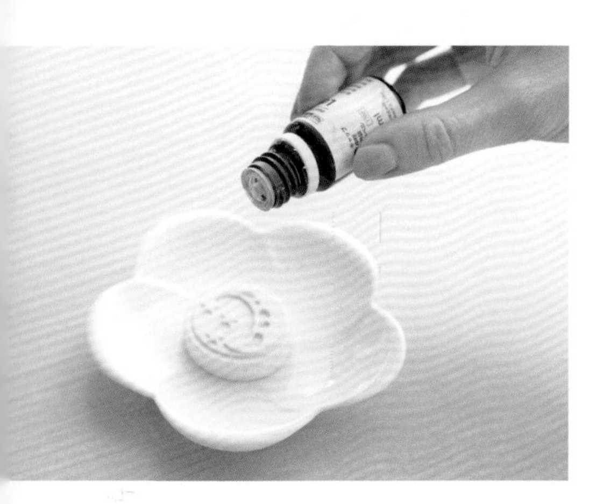

使用道具

無論是吸收精油散發香氣的器具或是擴香儀器等等，市面上販售著各種薰香產品，可多多加以利用。

使用方便的香氛器具

吸收精油加以使用的香氛器具，有素燒陶器以及木製品等類型。由於無需插電使用，薰香非常方便。很適合在易有異味的玄關、廁所以及盥洗室等地方使用。

注意

注意請勿放置於兒童或寵物會接觸到的地方。

各式各樣的香氛道具

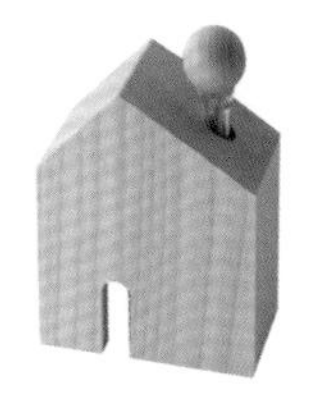

裝飾型精油擴香器

煙囪部分的玻璃管可滴入精油。也很適合做為室內佈置。

薰香掛飾

自頸部垂掛使用的飾品小物。只要低下頭就隨時能聞到喜愛的香氣。

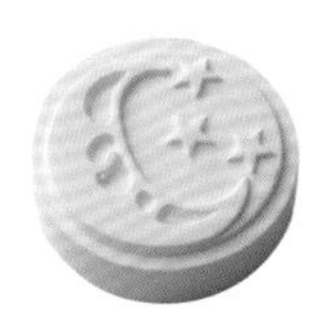

素燒薰香陶片

置於盤中再滴上1～2滴左右的精油滲入其中。由於香氣清淡，因此適用於各種場所。

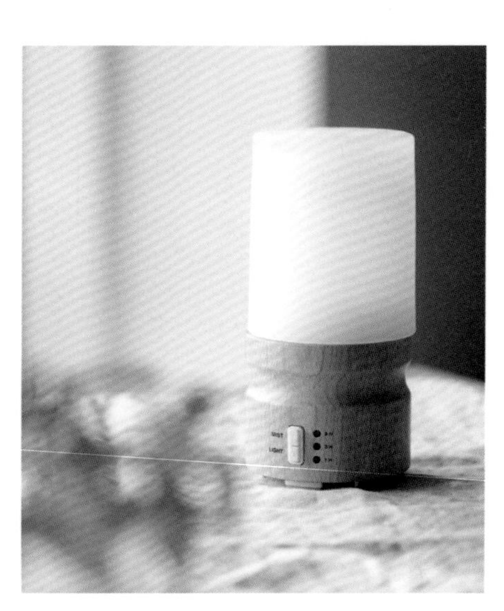

使用插電式擴香器

插電式擴香器(擴香儀)是想要在室內進行大範圍薰香時的最佳選擇。有在水中滴入精油，使用電力蒸發水分以享受香氛的精油燈和芳香器，以及利用超音波震動產生水蒸氣來擴散香味的擴香儀等種類。

濕敷

熱敷適用緩解日常疲勞
冰敷適用於抑制發炎

是將毛巾或紗布利用加入精油的熱水加溫(熱敷)，或用冷水還是冰塊冷卻(冰敷)後，再置於患部，使精油成分自皮膚滲透的方法。熱敷法適用於肩膀僵硬、腰痛、生理痛或眼睛疲勞等慢性毛病；曬傷及肌肉痠痛等急性症狀則適用冰敷。

Point

- 柑橘類等對於皮膚刺激性較強的精油，應少量或避免使用。
- 某些種類的精油可能會讓毛巾或布料染色。

濕敷的作法

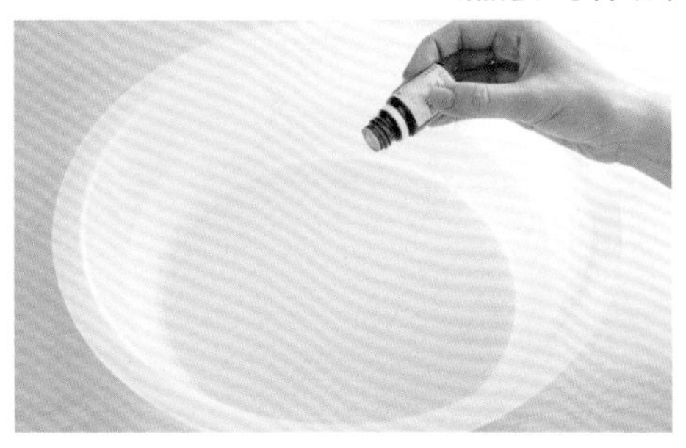

1 在溫度較高的熱水(或是冷水)中滴入1～3滴精油並充分混合。

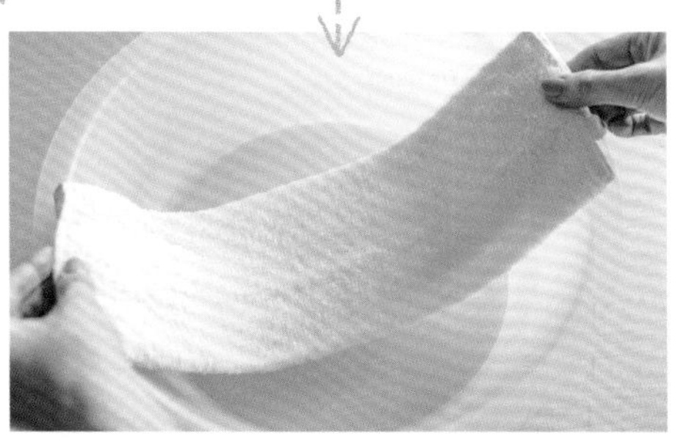

2 將毛巾平行長邊折成三層並手持兩端，讓毛巾中央部分浸泡於1當中充分浸透。

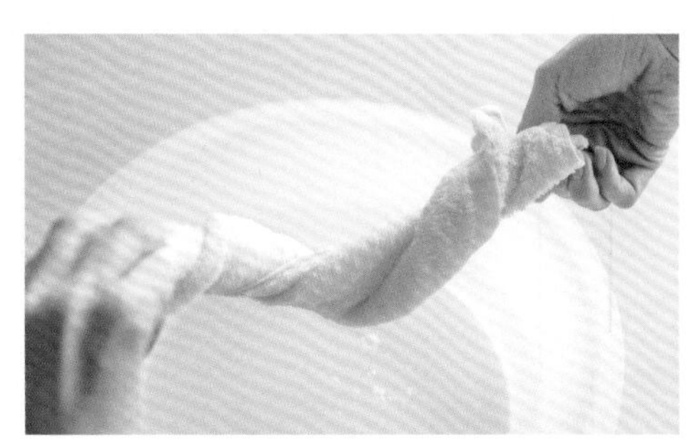

3 握著毛巾兩端擰轉。

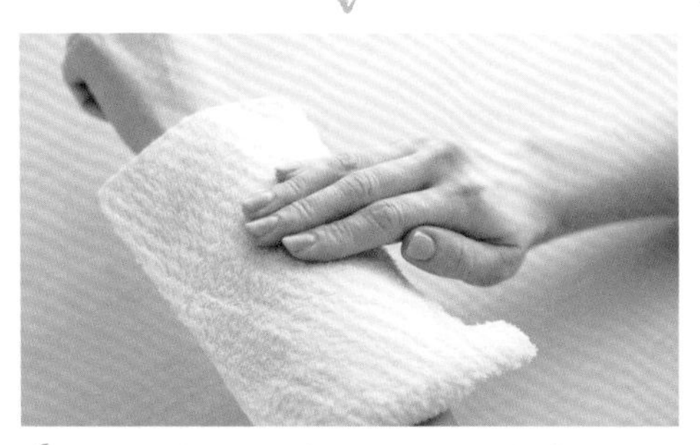

4 摺疊毛巾後敷於患部，當毛巾與肌膚溫度相同時即可移開。

精油泡澡（沐浴法）

能消除疲憊＆壓力
無比幸福的沐浴時光

將精油加入熱水之中，享受香氣同時進行沐浴的精油泡澡（沐浴法），藉由吸入含有精油揮發成分的水蒸氣，可透過呼吸器官以及皮膚汲取精油成分。沐浴方式有將熱水浸泡到肩部的「全身浴」、浸泡至胸下的「半身浴」，以及浸泡熱水來溫暖手部或足部等身體部分的「局部浴」。

Point

- 柑橘類等對於皮膚刺激性較強的精油，應少量或避免使用。
- 由於精油不溶於水，請充分混合之後再入浴吧！

全身浴

浸泡至肩膀的入浴方式。疲勞累積時，可緩緩地浸泡在溫熱的水中；想要振奮精神時，可在約40℃左右、較熱的熱水中浸泡一下後起身，效果良好。

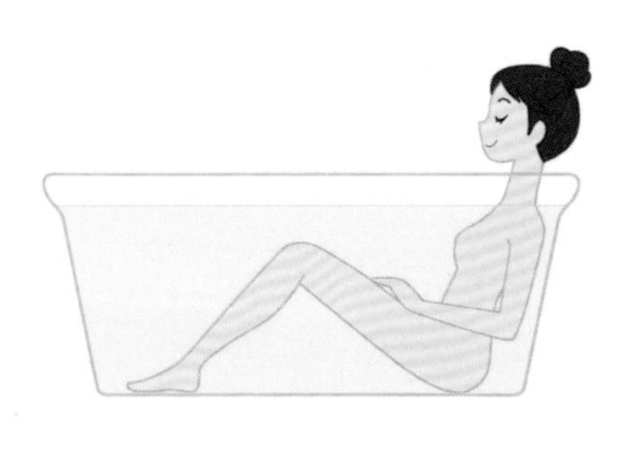

半身浴

浸入浴缸時，避免將熱水浸泡到心臟的位置，以約在胸部下緣高度的水量入浴。在偏溫熱的水中加入精油慢慢浸泡，能有效改善虛冷症、水腫、失眠等症狀與促進排毒。

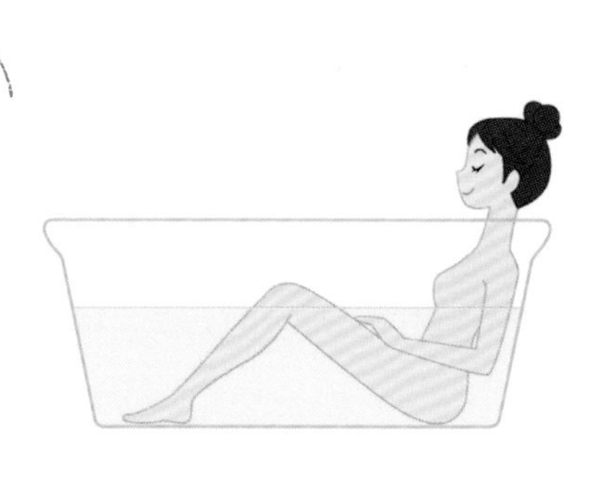

精油泡澡的準備

精油泡澡最方便的作法，是在泡澡水中加入2～5滴精油後，充分混合。但若事先製作成沐浴油或浴鹽後再加入，精油將會更容易跟水混合融入。

沐浴油的作法

準備的材料工具

- 基底油…約1小匙
- 精油…2～5滴
- 容器…有深度的小碟子等

推薦精油 真正薰衣草（→P.154）、蘋果天竺葵（→P.142）

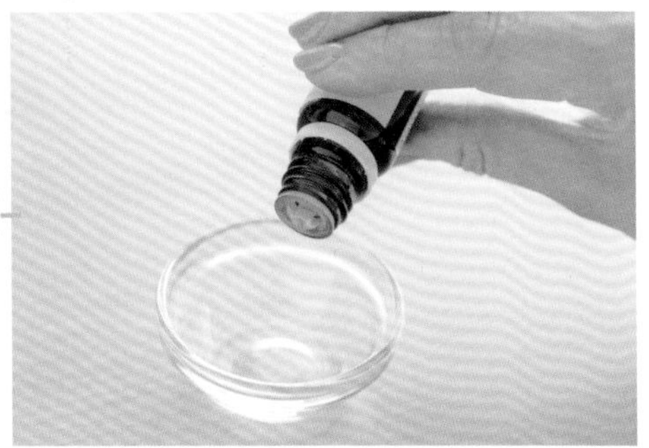

1 在容器中加入基底油，再滴入精油。

2 以木棒充分混合。

浴鹽的作法

準備的材料工具

- 天然鹽…約2大匙
- 精油…2～5滴
- 容器…有深度的小碟子等

亦可一次製作多次的份量存放於密閉式容器中。由於氣味容易附著，建議使用拋棄式容器。

推薦精油
真正薰衣草（→P.154）、
檀香（→P.140）

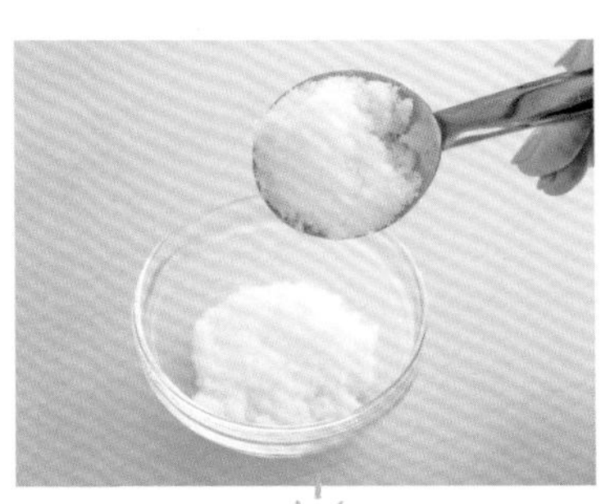

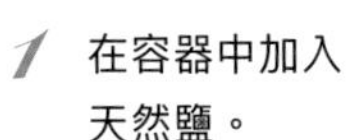

1 在容器中加入天然鹽。

2 添加精油。

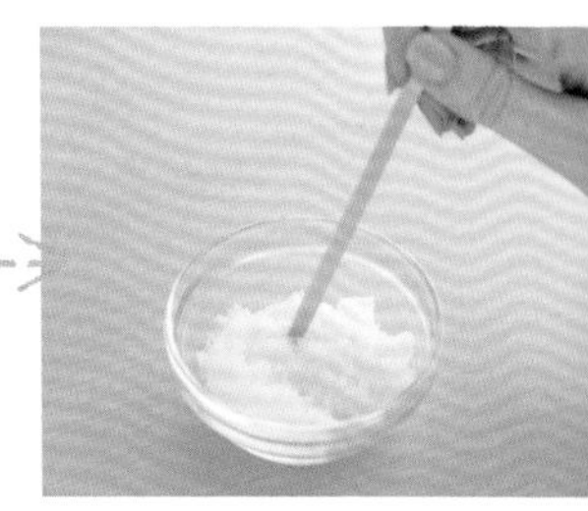

3 以木棒充分混合。

局部浴

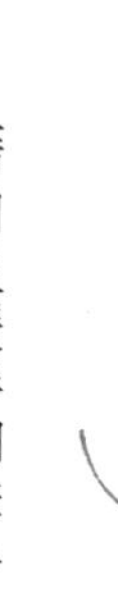

藉由溫暖手腳等身體的局部以改善血液循環，就能溫暖全身並且不會造成身體的負擔。由於準備工作很簡單，因此在有點疲憊、身體狀況不佳時也能夠快速進行是一大魅力。

局部浴的準備

準備的材料工具

- 熱水（以手試溫，覺得略微溫熱的程度）
- 精油…1～4滴
- 臉盆（可浸泡手足的大小）

推薦精油 依蘭（→P.136）、藍膠尤加利（→P.153）、迷迭香（→P.156）

Point

- 請務必小心不要燙傷。
- 最好事先在水壺中裝入熱水，當水溫不夠時可加入調溫。
- 可於臉盆下方鋪上毛巾，以免熱水潑濺到桌面或地板上。

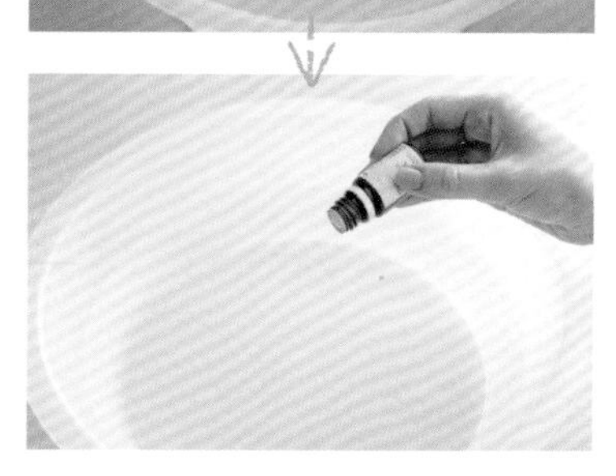

1. 將熱水調成適當的溫度，倒入臉盆中。
2. 再滴入精油充分混合。

手浴

在加入精油的熱水裡，將雙手浸泡至手腕位置來暖手。當在家中想要輕鬆地振奮精神時或是無法入睡時，手浴會有不錯的效果。

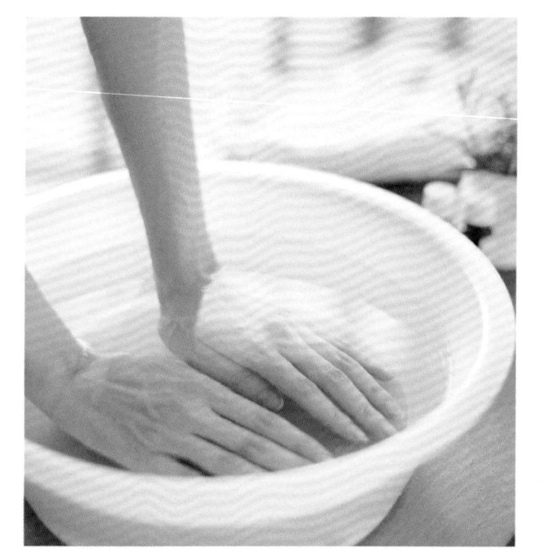

手浴的作法

依照局部浴的準備在桌上擺設好之後，將雙手浸泡至熱水中，泡至手腕位置。當熱水冷卻後，就移開雙手添加熱水（時間長度約10～15分鐘左右）。

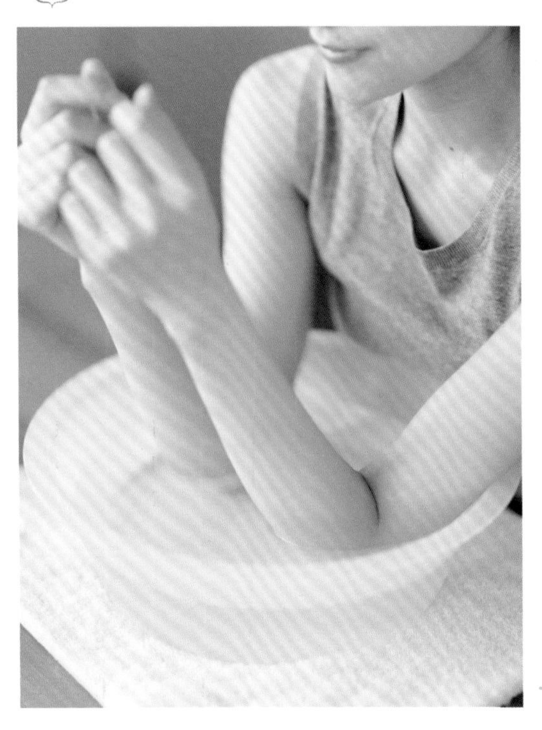

肘浴

將雙肘浸泡在添加精油的熱水當中回暖。肩膀僵硬或虛冷症的情形較嚴重時，手浴加上肘浴一起進行，全身變得暖呼呼，效果更上一層。

肘浴的作法

臉盆放在桌面上、坐在椅子上浸泡。依照局部浴的準備方式擺設好臉盆之後，坐在椅子上，將雙肘浸泡在熱水中(時間長度約10～15分鐘左右)。

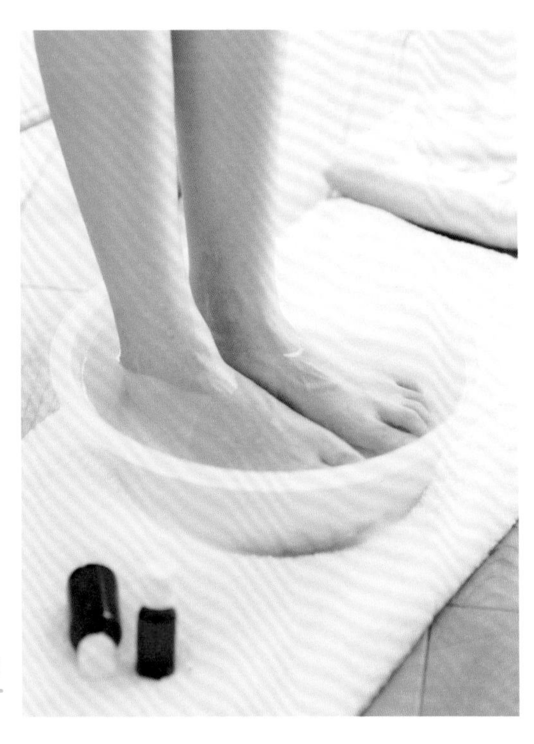

足浴

將雙腳浸泡於溫水中讓身體回暖。倒入可浸泡至腳踝左右高度的熱水進行吧！溫暖足部可促進全身血液循環，最適合在想要消除水腫或寒冷時進行足浴。

足浴的作法

坐在椅子上浸泡。依照局部浴的準備，在椅子前擺設好臉盆後，坐在椅子上，將雙腳泡入溫水中(時間長度約10～15分鐘左右)。

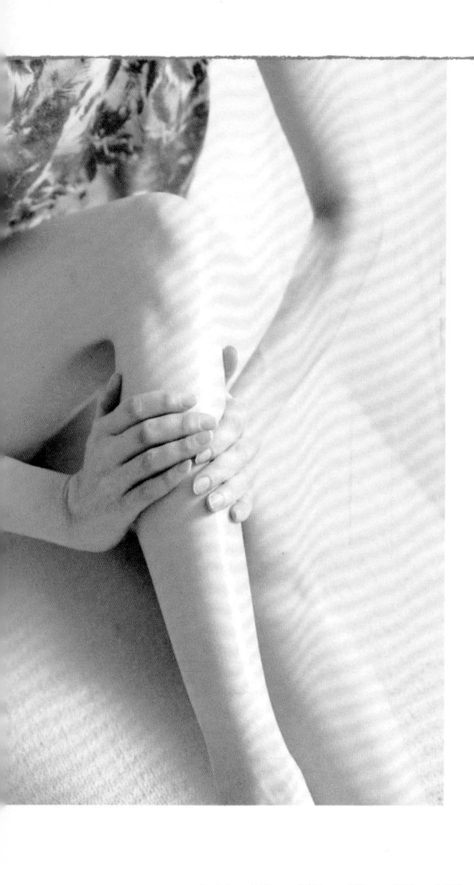

精油按摩

可調整身心平衡
在家也能輕鬆做的自我調養

使用精油的按摩，是將精油成分從皮膚滲透至身體內，以舒緩肩膀僵硬或腰痛等的症狀還有疲勞，同時亦可達到肌膚保濕和促進血液循環等各種效果。當發生肌肉僵硬、水腫、肌膚緊繃等狀況，試試看在家中按摩，進行自我調養吧！詳細的作法，請參考Lesson2（P．46～77）。

精油的稀釋

精油原液不可直接接觸肌膚。按摩時使用的精油，務必要先以基底油等基材（參考P．163）進行稀釋。將精油濃度調到1％以下是最基本的。但此濃度只是大概的參考，依照需求來調整稀釋的濃度吧！此外，敏感性肌膚者或過敏體質者，一定要在手腕等部位進行過敏測試（參考P．42）後再開始使用。

稀釋濃度1％的基準

精油	1滴	2滴	4滴	6滴	8滴	10滴
基材用量	5ml	10ml	20ml	30ml	40ml	50ml

精油濃度的算法 精油滴數×0.05÷基材份量×100＝精油濃度（％）

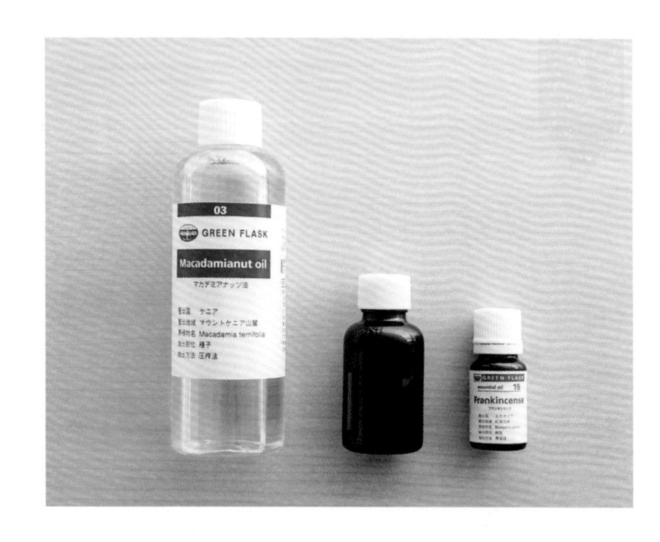

精油按摩油的作法

準備的材料工具

- 基底油…20ml
- 空瓶（建議使用遮光瓶）
- 精油…3～4滴

推薦精油 乳香（→P.148）、杜松漿果（→P.142）、真正薰衣草（→P.154）

1 將基底油倒入瓶中，再添加精油。

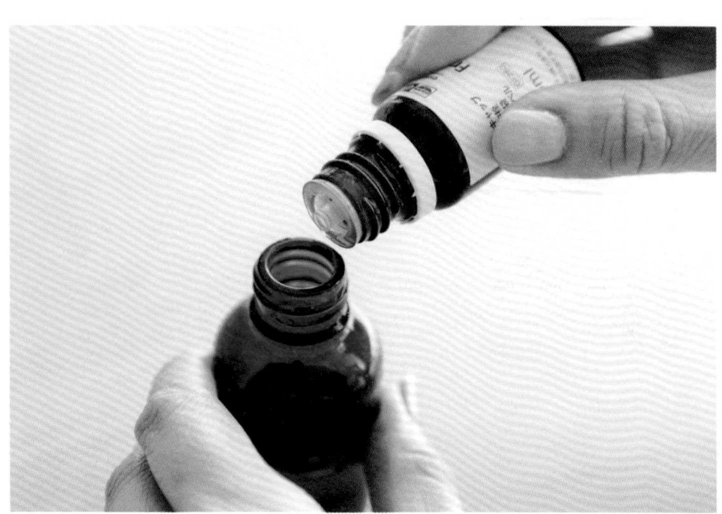

2 牢牢鎖緊蓋子，充分搖晃。

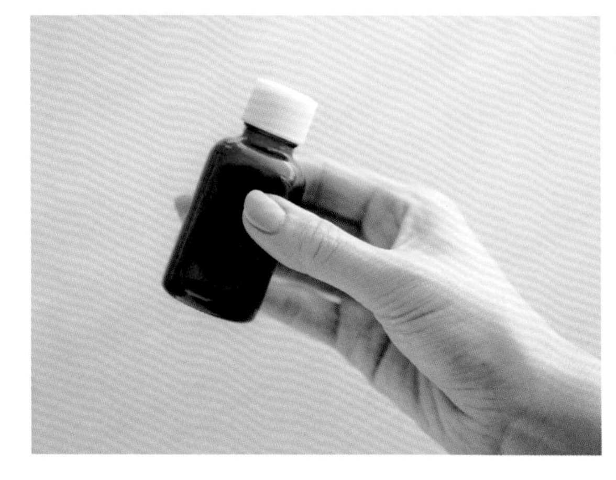

塗抹

擦塗於患部，透過皮膚吸收精油成分

這是將精油以基底油稀釋過後再擦塗於患部，從皮膚吸收精油成分的方式。要避免直接塗抹精油原液。但薰衣草和茶樹則可少量塗抹於青春痘和足癬。

當有手部肌膚乾燥問題或是肌肉僵硬時，可依照症狀塗抹精油。

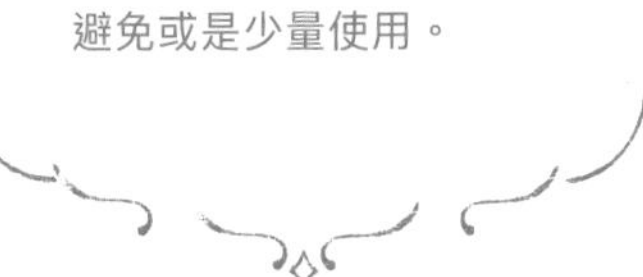

Point

✦ 精油請務必稀釋後再塗抹。
✦ 對皮膚刺激性強的精油，請避免或是少量使用。

塗抹的作法

準備的材料工具

✦ 基底油…5 ml
✦ 精油…1滴
✦ 容器…有深度的小碟子等

推薦精油 茶樹(→P.143)、真正薰衣草(→P.154)

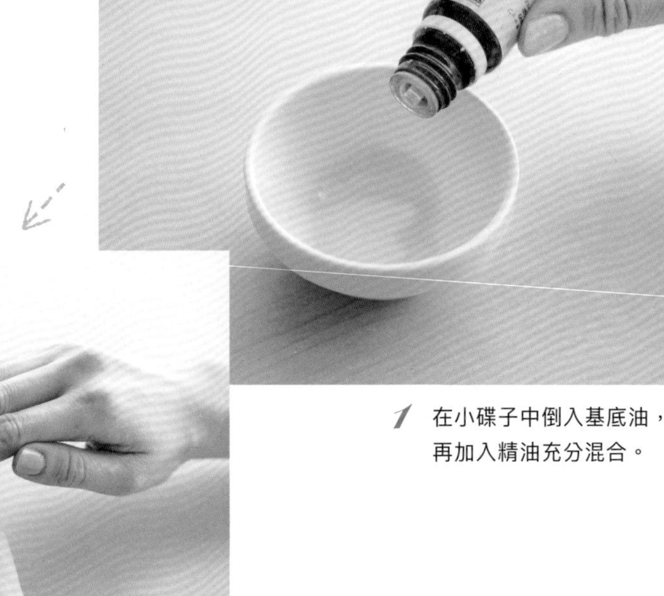

1 在小碟子中倒入基底油，再加入精油充分混合。

2 將1輕柔地塗抹於患部。

製作芳療保養品

幫美容和生活加分 芳療保養品簡單製作！

只要有精油以及所需材料，也能夠製作日常肌膚保養品和生活用品。像化妝水和洗髮精等日常生活用品，也可配合乾燥、抗老、去屑等狀況選擇搭配的精油。此外，室內有異味時還能使用芳香噴霧，在各種情況都非常方便，因此請務必試著製作看看。

Point

- 製作芳療保養品時，穿上不怕弄髒的衣服或圍裙吧！
- 成品請保存於陰涼處或是冰箱內，並盡快使用完畢。
- 容器要先徹底消毒後再使用（詳細作法請參考P.37）。

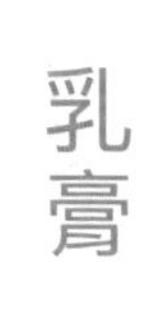

乳膏

非常適合用於手、肘與腳跟等部位保養的乳膏，雖然亦可用蜜蠟等材料製作，但若使用凡士林的話，只需攪拌即可簡單完成。若將精油的威力有效地活用在乾性肌膚的搔癢和發炎症狀的話也很不錯。

注意

凡士林請選用純度較高的種類。當與膚質不合時，立即沖洗掉並停止使用。

乳膏的作法

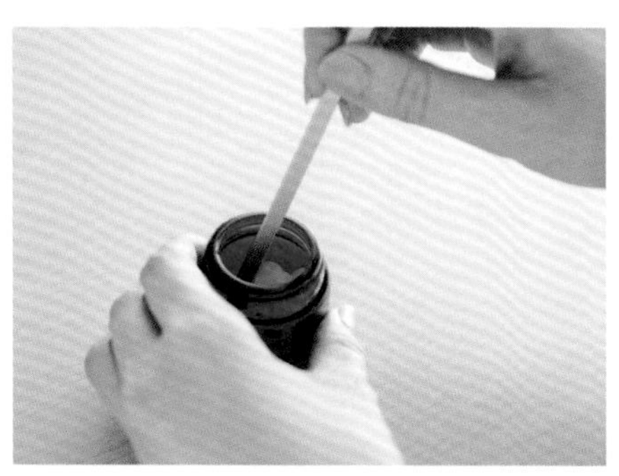

在裝有凡士林的乳霜容器中滴入精油，以木棒等工具混合均勻。

準備的材料工具

1. 凡士林…10g
2. 精油…2滴
3. 乳霜容器

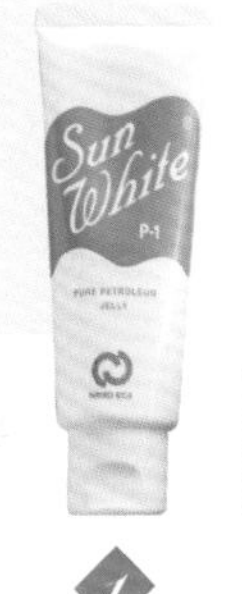

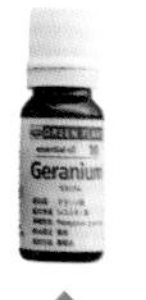

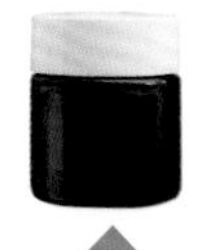

化妝水

化妝水是每天肌膚保養時不可或缺的保養用品。含有精油成分的化妝水，因天然手作的安心感而有吸引力。在被優雅香氣所療癒的同時，一邊打造健康肌膚的基礎吧！

注意

請勿使用對於皮膚刺激性強烈的精油。當與膚質不合時，立即沖洗並停止使用。

化妝水的作法

準備的材料工具

1. 無水酒精…5ml
2. 純露…95ml
3. 100ml遮光瓶
4. 精油…2滴

※關於純露，請參考P.165

推薦精油 真正薰衣草(→P.154)、蘋果天竺葵(→P.142)

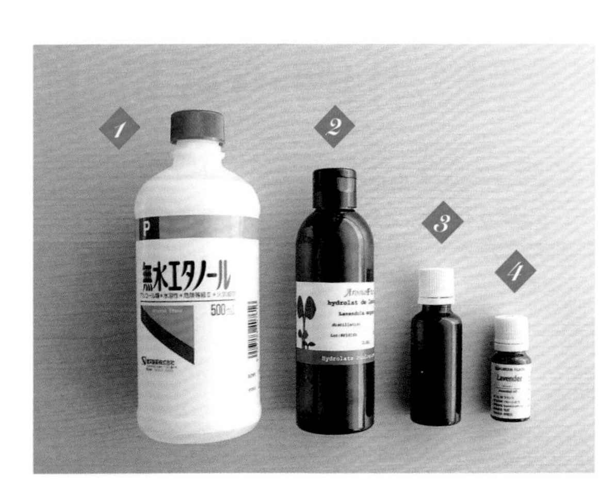

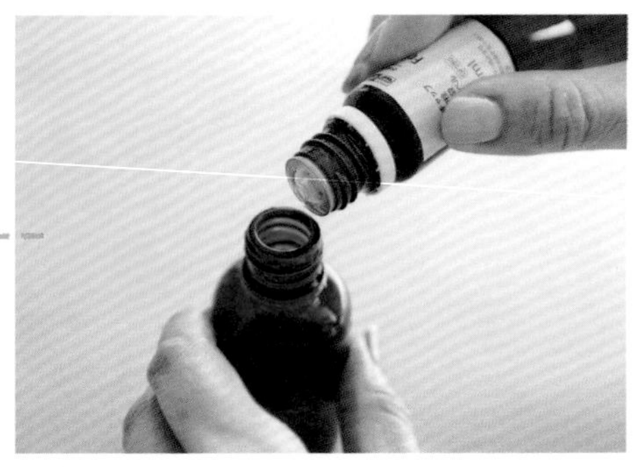

1 在裝有無水酒精的遮光瓶中滴入精油後用力搖晃。

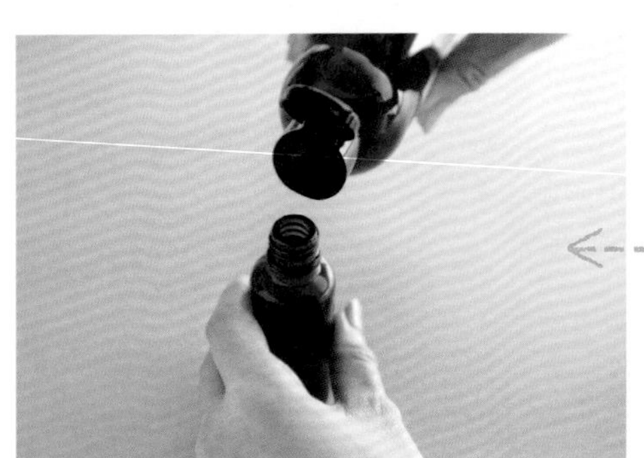

2 在1中加入純露至裝滿遮光瓶，接著充分搖晃使整體混合均勻。

! 在使用化妝水時，每次都要先充分搖晃。製作完成後請盡快使用完畢。

洗髮精

只需在無香料、無色素的洗髮精基材中添加喜愛的精油，就能簡單製作出個人獨創的洗髮精。透過頭皮將精油的有效成分滲入其中，可以解決頭皮屑、頭皮搔癢以及髮量不足等各種煩惱。

注意

洗髮精的基材需使用無香料、無色素的種類。請避免使用對皮膚刺激性強的精油。

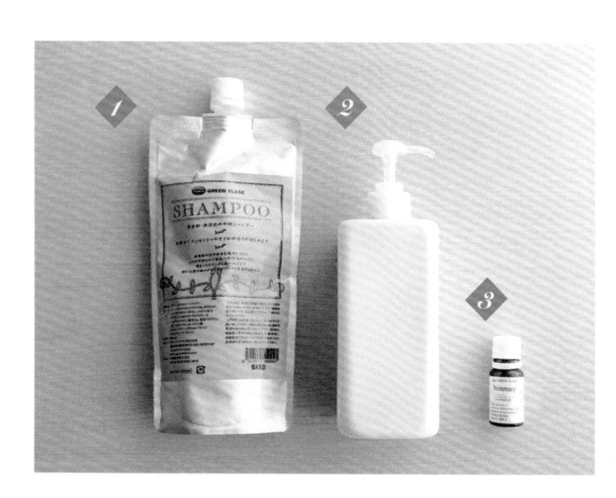

洗髮精的作法

準備的材料工具

1 洗髮精基材…100ml
2 洗髮精容器
3 精油…20滴

推薦精油 迷迭香(→P.156)、葡萄柚(→P.138)

1 在裝有洗髮精基材的容器中添加精油，接著蓋上蓋子充分搖晃使整體混合。

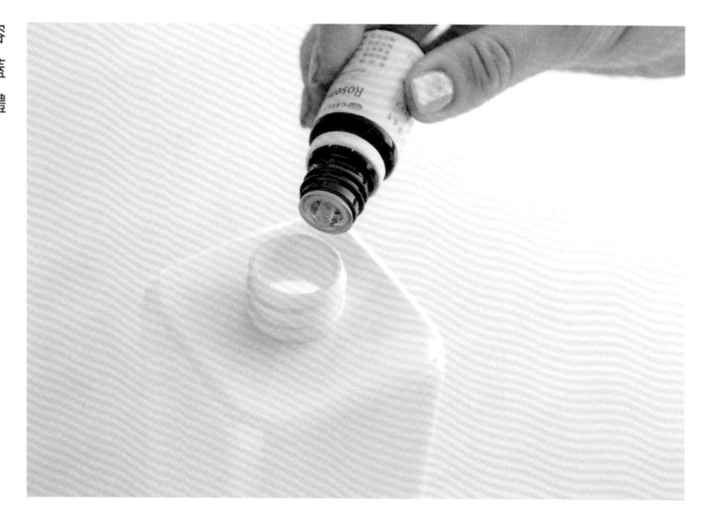

❗ 在使用洗髮精時，每次都要先充分搖晃。製作完成後請盡快使用完畢。

芳香噴霧

添加精油的噴霧，不但可當成室內噴霧，亦可活用精油成分，取代除蟲劑及止汗劑，或是在感冒期間噴在口罩上，用途廣泛。

注意

噴的時候，注意不要朝著臉部。此外，也要小心顧慮周遭的旁人。使用時請避開兒童和寵物。

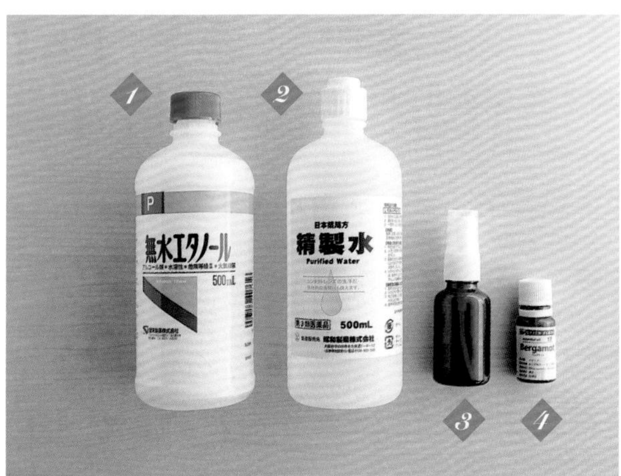

芳香噴霧的作法

準備的材料工具

1. 無水酒精…5ml
2. 純水…25ml
3. 30ml遮光瓶（噴霧噴頭）
4. 精油…6～9滴

推薦精油 佛手柑（→P.149）、藍膠尤加利（→P.153）

1 在裝有無水酒精的遮光瓶中滴入精油，充分搖晃混合後再加入純水至裝滿遮光瓶。

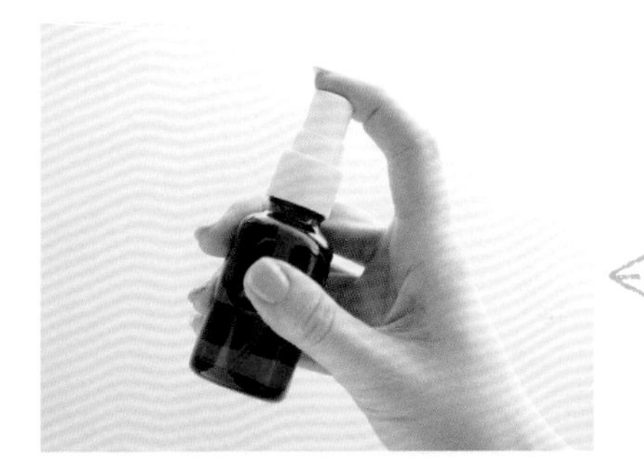

2 裝上噴頭，充分搖晃使整體混合均勻。

! 使用時請小心避免誤入眼睛，每次都要先充分搖晃。

精油芳療工具相關說明

準備好精油芳療使用的工具

雖然進行精油芳療時所使用到的工具，跟手邊現有的烹調器具大致相同，但由於有可能會沾附精油的氣味和成分，因此還是與烹調器具分開準備吧！工具需要隨時維持清潔，保存容器也需煮沸消毒，或是以消毒酒精殺菌確實晾乾之後再使用。

1 量秤

在測量固體基材時使用。能夠以1g為單位測量的電子秤在使用上較為便利。

2 燒杯

耐熱玻璃製品。若有30ml或50ml等的3款小容量尺寸，會較為方便使用。

3 小碟子

選用陶器或耐熱玻璃材質，且有深度的款式。

4 木棒

在攪拌時使用。玻璃棒亦可。

5 量匙

備妥大匙與小匙。

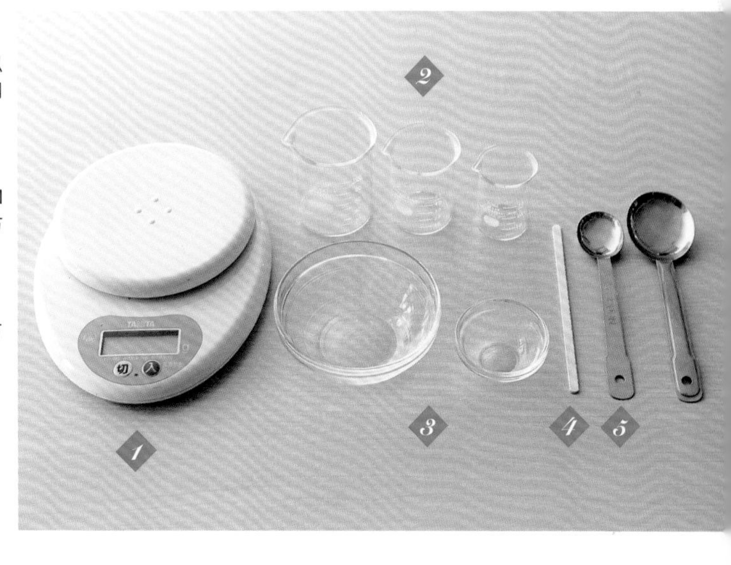

關於遮光性保存容器

外觀為咖啡色或藍色等色彩，具遮光性的容器，可阻斷紫外線以防止內容物劣化。化妝水或乳膏這類，想多做一些來備用的芳療保養品，若裝在這類的遮光容器當中，保存比較安心。材質以玻璃或塑膠等種類為主，但有些精油具有溶解塑膠的特性，因此要特別留意。

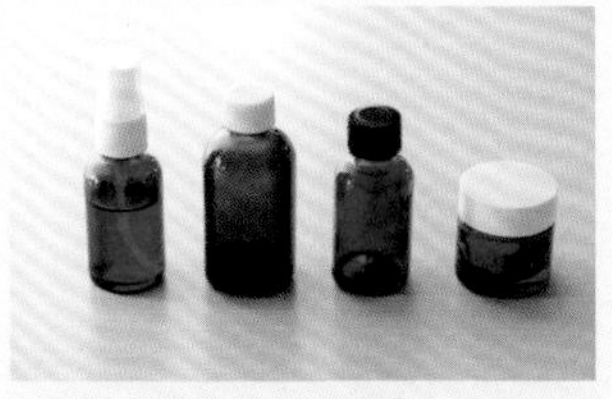

容器不只有尺寸上的差異，還有附噴頭的種類與乳霜容器等各種款式，因此請依照用途來選擇吧！

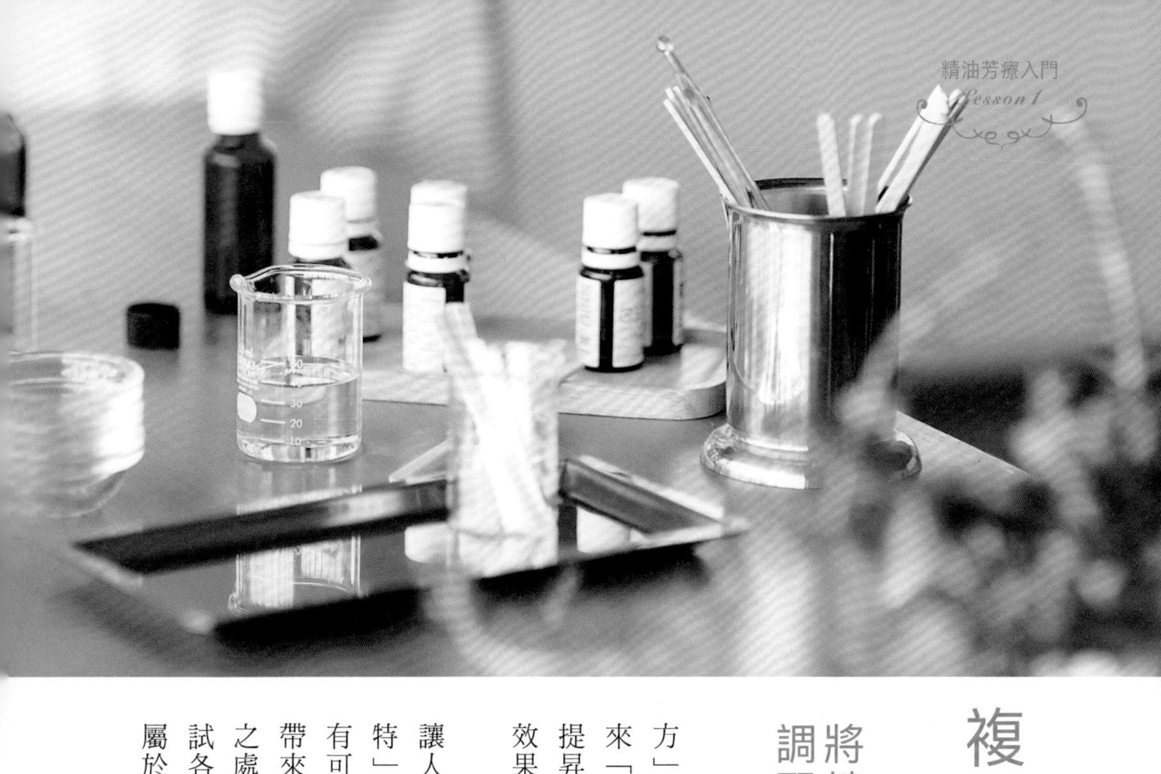

複方精油作法

將精油組合搭配，調配出喜愛的香氛

把多種精油進行混合稱之為「複方」。藉由調合特色鮮明的精油，帶來「更棒的香味」、「香味持久力的提昇」與「精油成分的加乘作用」等效果。

就算只有單一種類的精油聞起來讓人覺得「沒甚麼感覺」、「太過獨特」，但試著與其他精油調合後，也有可能會神奇地融合成美妙的香味，帶來截然不同的感受，這也是其有趣之處。請參考調合時的重點，務必嘗試各種香氣的組合。一定可以找到專屬於自己的喜愛複方。

香水的作法

若將精油組合搭配的話，可以手工製作出不使用合成香料的天然香料香水。擦上獨家調配的複方香水外出，心情會比平常更加愉快。

作法●在瓶中裝入無水酒精(10ml)和精油15～20滴(混合3～10種)，充分搖晃。

注意

由於香味較強烈，因此建議少量沾取使用，肌膚較脆弱或使用具光毒性(參考P.43)的精油時，要避免直接使用於肌膚。完成品充分搖晃後再使用。

複方的重點 *Point*

✦ 依據目前的心情和身體狀況

「遇到討厭的事情而心情沮喪」、「非常疲憊」與「想轉換情緒」等等，先思考想以精油芳療解決的困擾後，再挑選出適用的精油。

✦ 日用或夜用，選擇適時的精油

為避免在晚上「要去就寢」的時間點，卻因選擇了提神醒腦的精油而無法入眠的情況發生，挑選適合使用時間的精油也是重點。

✦ 初次從2～3種開始進行調合

混合太多種類的香氣難度較高，因此第一次就從2～3種開始，比較能抓住取得香氣平衡的訣竅。

✦ 考量使用的方式

要使用薰香或是精油泡澡等，配合用法選擇精油。要接觸肌膚的話，以較不刺激皮膚的精油搭配為佳。

複方的測試方法

在測試精油香氣或配方時，通常會使用試香紙(mouillette)。紙張本身無味，而且吸水性以及持香性皆表現優秀，具備了適合試香的條件。但當沒有試香紙時，亦可以面紙或小碟子進行測試。

注意

請小心避免手部觸碰到精油原液。長時間持續嗅聞相同香氣的話，會對香味變得遲鈍。此時讓房間充分透氣，或是到外面呼吸新鮮的空氣吧！

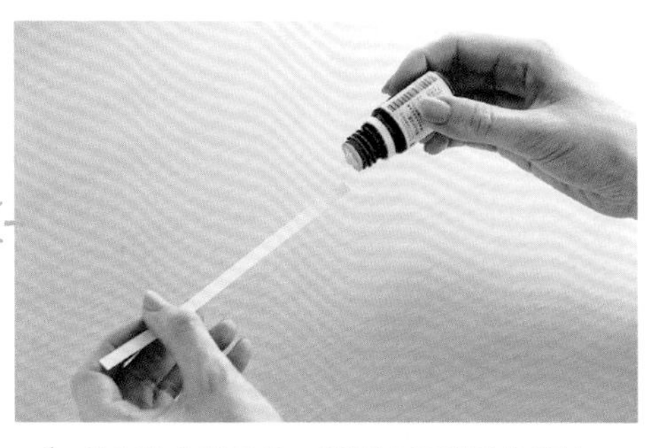

1 首先決定好目的、挑選出要搭配的精油，再分別以試香紙沾取。並事先在未沾附精油處寫上精油名稱。

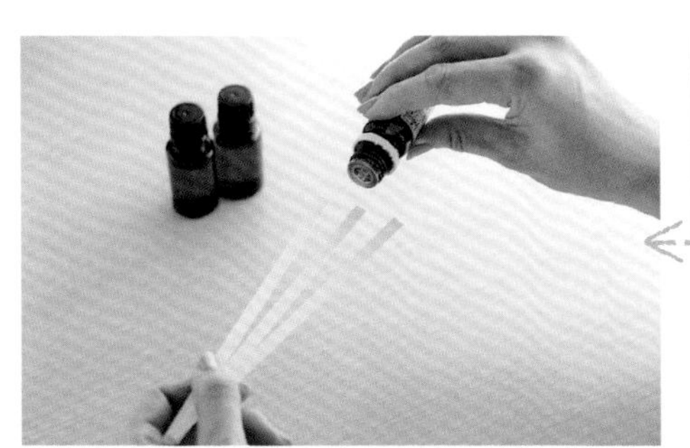

2 將多張試香紙呈扇狀展開拿取，以搭配尋找喜好香氣的組合。建議新手可選擇 3 種左右就好。

給新手的推薦精油與複方調配

易於使用又好聞的基礎精油

想要來進行精油芳療時，抱有「精油的種類太多了，不知道該買哪種」這樣想法的應該不在少數。而且，對於尚未習慣精油香氣的人而言，一開始就選擇太過獨特的香味，也可能反而會產生不適感。這種時候，建議先從柑橘類精油著手。從柳橙開始，檸檬、葡萄柚等精油因為和果實的氣味幾乎相同，因此家人應該也會喜歡。再加上適用於各種方面的真正薰衣草和藍膠尤加利，就能更得心應手。

初學者建議從以下3種入門

柳橙(P.136)

以具安撫心靈作用的香氣而為人熟知。是有助於消除壓力及幫助入睡的精油。

Point

清爽的香氣，適合薰香或精油泡澡。

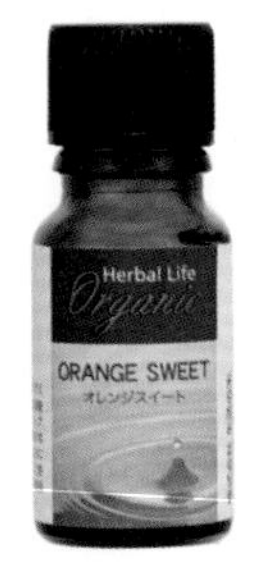

藍膠尤加利(P.153)

適用於發生鼻塞或喉嚨痛等呼吸器官不適時。

Point

香氣清爽，當想要振奮精神時效果絕佳。

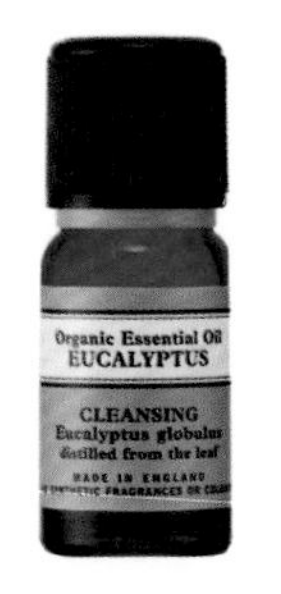

真正薰衣草(P.154)

特色在於具有良好的舒緩作用，並且對於肌膚的刺激性很低。是可運用在各種症狀的萬用精油。

Point

由於能夠調整自律神經，因此對於緩解失眠亦有良好效果。

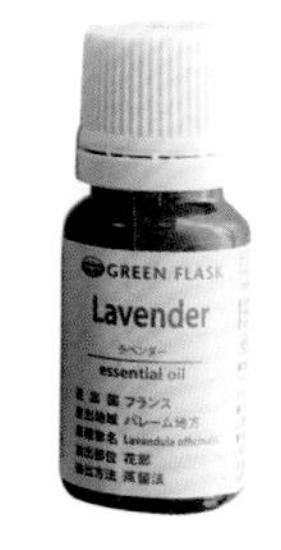

還想再多準備的話？

檸檬(P.154)、胡椒薄荷(P.149)、迷迭香(P.156)

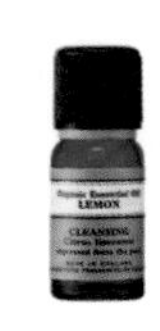

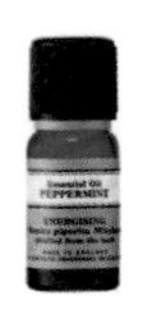

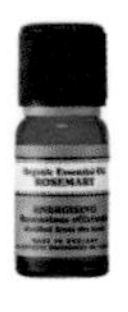

用途廣泛的複方調配

在推薦給新手的3種精油之中，介紹最好用的薰衣草所調配的2種複方。分別是適合用於精油按摩，能消除水腫的複方，以及最適合轉換情緒&讓室內煥然一新的複方。

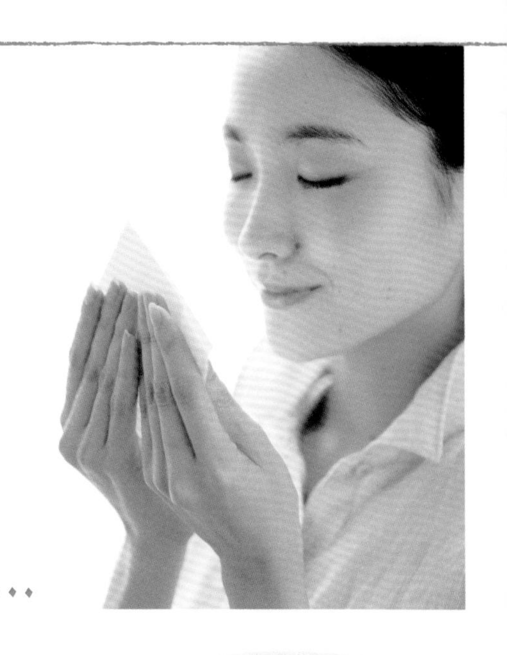

消除水腫！排毒複方調配

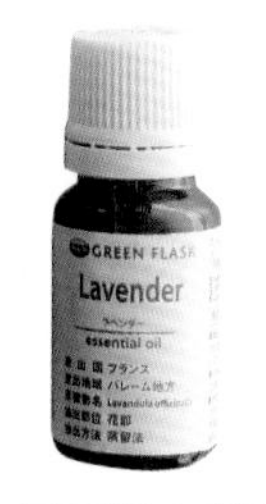

真正薰衣草

＋

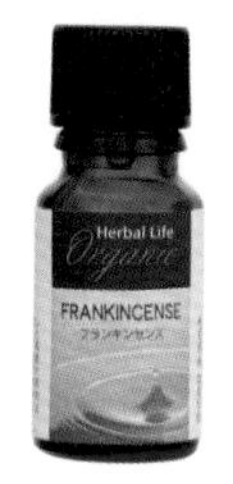

乳香(P.148)

＋

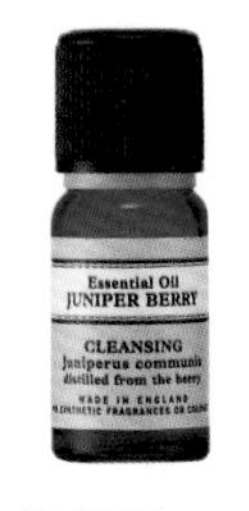

杜松漿果(P.142)

與基底油調合，
適用於精油按摩
等用途！

心情與室內都能為之一振的複方調配

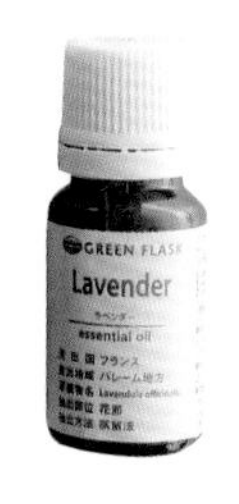

真正薰衣草

＋

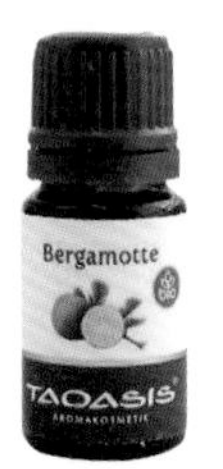

佛手柑(P.149)

加入擴香儀中
進行薰香，
或當成室內噴霧！

此外，依照症狀分類的複方調配會在Lesson 3 (P.78～) 中詳加介紹。

安全使用注意要點

在進行精油芳療之前，
先來了解使用精油的基本守則吧！
為了能安全地使用，
需確實遵守注意事項。

Check

過敏測試的作法

將以基底油稀釋過的精油塗抹在兩手臂內側，放置24～48小時確認皮膚是不是會產生搔癢或出疹等情形。如果出現搔癢等症狀時，立即以流動的水沖洗掉，且日後請避免使用。

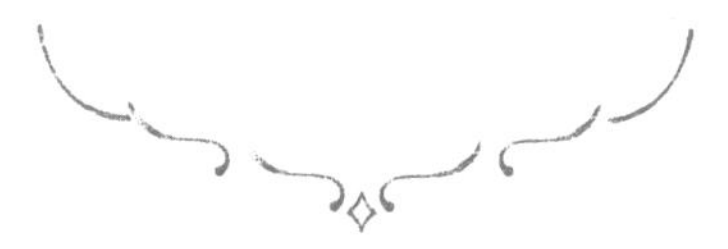

1 不直接使用精油原液

將植物成分高濃度濃縮後而成的精油，直接使用原液的話刺激性太強，一定要以基底油等基材稀釋（調淡）後再使用。若皮膚不小心觸碰到原液時，要以大量的清水沖洗。此外，由於對於精油的適應性因人而異，也可能會因個人體質，產生過敏或是與膚質不合的狀況。在進行精油芳療之前，一定要進行過敏測試，以確認不會發生異常狀況。

2 關於精油的存放之處

精油容易受到空氣、紫外線、溫度和濕度影響，成分因而容易變質。保存時請務必密封於具有遮光性的容器當中，並放置在陰涼處。此外，應避免放置於浴室等高溫潮濕的場所、兒童或寵物會接觸到的位置與廚房等容易引起火災危險的地方。精油的保存期限，以開瓶後１年以內為參考值。但成分容易變質的柑橘類精油，請在每次使用時從香氣等方面確認是否變質。

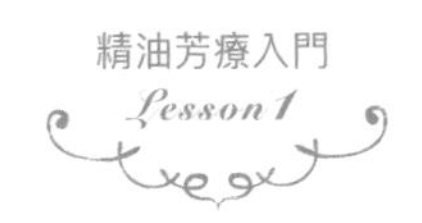

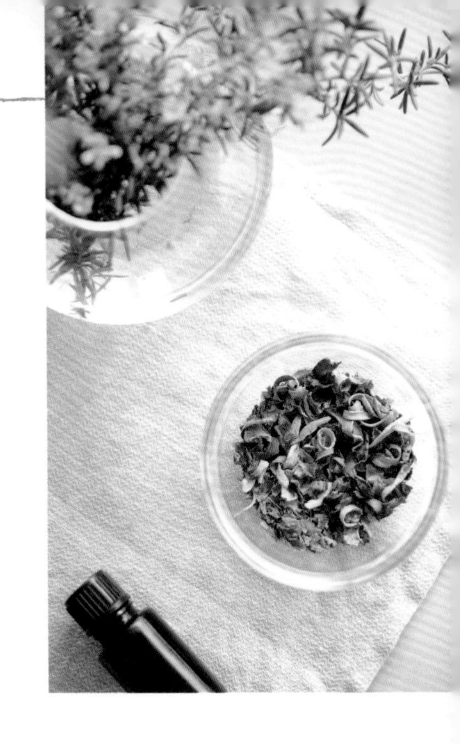

3 勿飲用精油，勿接觸眼睛

精油就算經過稀釋也不可飲用。例如在馬克杯中的熱水添加精油進行薰香時，要非常小心避免被兒童等對象誤飲。若誤飲時，請攜帶精油瓶前往醫院接受醫生診療。若是當精油不小心進入比肌膚更敏感的眼睛時，請立即以大量清水沖洗。

4 兒童、懷孕期以及病患請謹慎使用

對於未滿 3 歲的幼兒，請勿進行薰香以外的精油芳療。 3 歲以上的兒童，也需要低於成人的標準用量，從微量開始施行。此外，孕婦或病患、長期就醫者，由於有可能需要避免使用某些精油，因此請和醫生諮詢，謹慎施行。

5 注意光毒性和皮膚刺激性

對陽光等強烈紫外線產生反應，導致皮膚發炎並生成斑點(光毒性)的精油，使用於肌膚時，需避開陽光強烈的正午。此外，柑橘類、香料類的精油對於皮膚刺激性較強，還需多加注意。

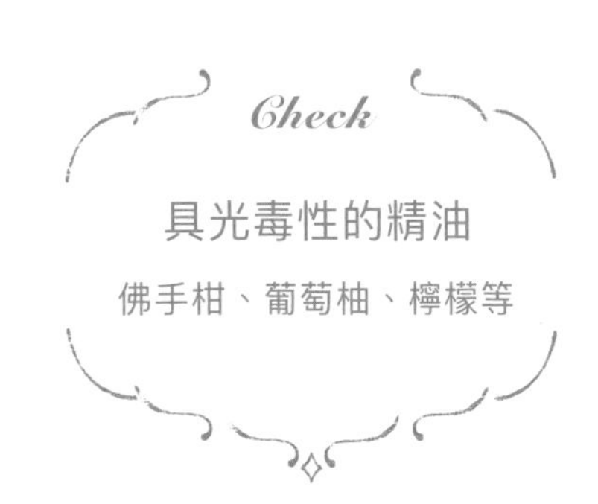

Check

具光毒性的精油

佛手柑、葡萄柚、檸檬等

本書的使用方法

到這邊為止為「精油芳療入門」，
解說了精油芳療的基本知識和安全用法。
在Lesson 2中，將以按摩為主軸，
介紹「美容、瘦身與舒緩的精油芳療」。

Lesson3

「擊退身心煩惱的精油芳療」

以常見的症狀加以分類，介紹對應配方。
請遵循份量和用法，享受快樂的自我調養。

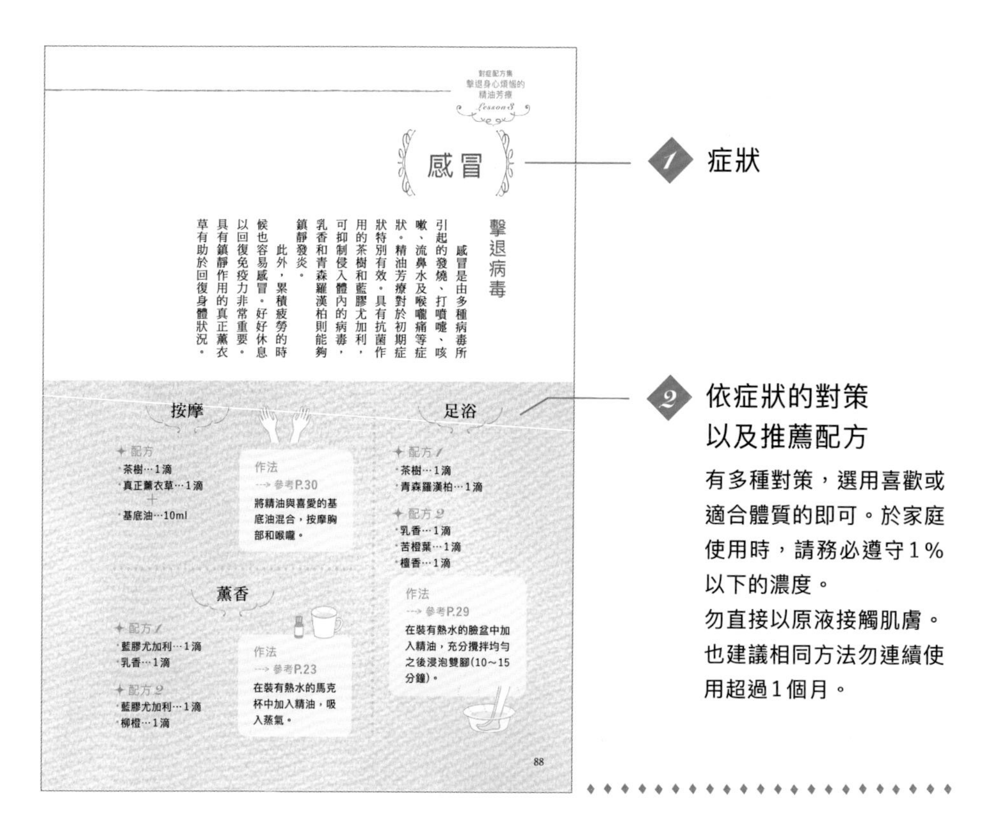

對症配方集
擊退身心煩惱的
精油芳療
Lesson3

感冒

擊退病毒

感冒是由多種病毒所引起的發燒、打噴嚏、咳嗽、流鼻水及喉嚨痛等症狀。精油芳療對於初期症狀特別有效。具有抗菌作用的茶樹和藍膠尤加利，可抑制侵入體內的病毒，乳香和青森羅漢柏則能夠鎮靜發炎。

此外，累積疲勞的時候也容易感冒。好好休息以回復免疫力非常重要。具有鎮靜作用的真正薰衣草有助於回復身體狀況。

按摩

✦配方
・茶樹…1滴
・真正薰衣草…1滴
＋
・基底油…10ml

作法
→參考P.30
將精油與喜愛的基底油混合，按摩胸部和喉嚨。

薰香

✦配方1
・藍膠尤加利…1滴
・乳香…1滴

✦配方2
・藍膠尤加利…1滴
・柳橙…1滴

作法
→參考P.23
在裝有熱水的馬克杯中加入精油，吸入蒸氣。

足浴

✦配方1
・茶樹…1滴
・青森羅漢柏…1滴

✦配方2
・乳香…1滴
・苦橙葉…1滴
・檀香…1滴

作法
→參考P.29
在裝有熱水的臉盆中加入精油，充分攪拌均勻之後浸泡雙腳(10～15分鐘)。

88

1 症狀

2 依症狀的對策以及推薦配方

有多種對策，選用喜歡或適合體質的即可。於家庭使用時，請務必遵守1％以下的濃度。
勿直接以原液接觸肌膚。
也建議相同方法勿連續使用超過1個月。

Lesson 4
「有助於健康＆美容的53種精油圖鑑」

介紹實用且容易取得以及推薦用於稀釋的精油，
還有基底油和純露的基本資訊。
請多參考。

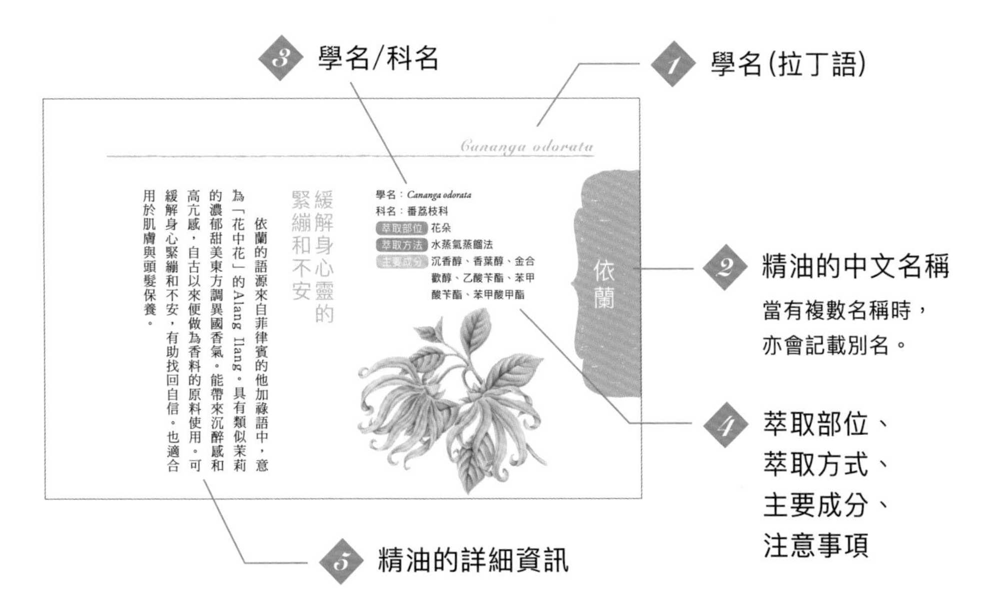

注意

- 本書中所介紹的精油活用法無法取代醫療。由於本書的內容是根據作者和監修者的經驗與研究，以協助提昇健康和日常生活品質的內容為主，因此無法滿足所有人的需求，還請務必理解。此外，效果也會因人而異。
- 使用本書進行精油芳療時，請務必在事前進行過敏測試，並遵守注意事項以安全地實行。若有發生任何異常狀況請立即停止使用，必要時請諮詢醫療從業人員。
- 請選擇優質精油，並於使用時充分閱讀商品使用說明書和注意事項，以正確地使用。

自我調養配方集

Lesson2

美容、瘦身與舒緩的精油芳療

精油按摩所使用的按摩油

是以精油和基底油調合而成。

被舒適的香氣包圍，放鬆的同時，

能夠進行全身保養，非常推薦。

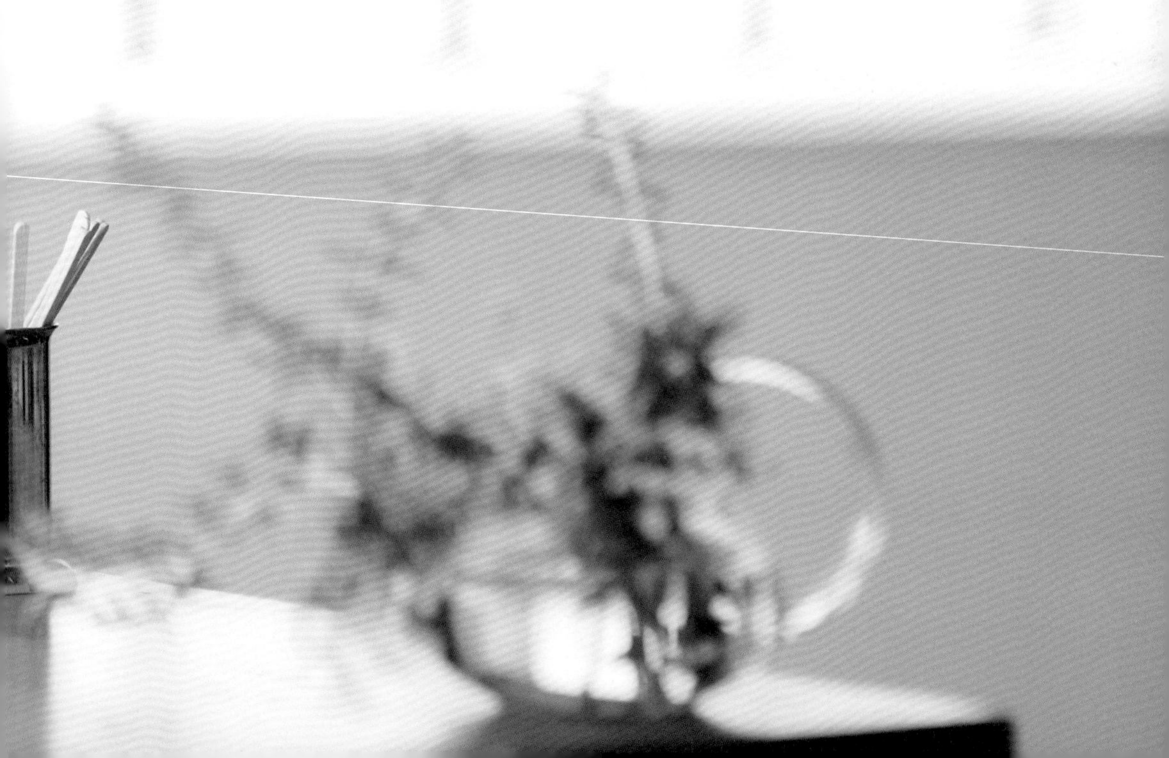

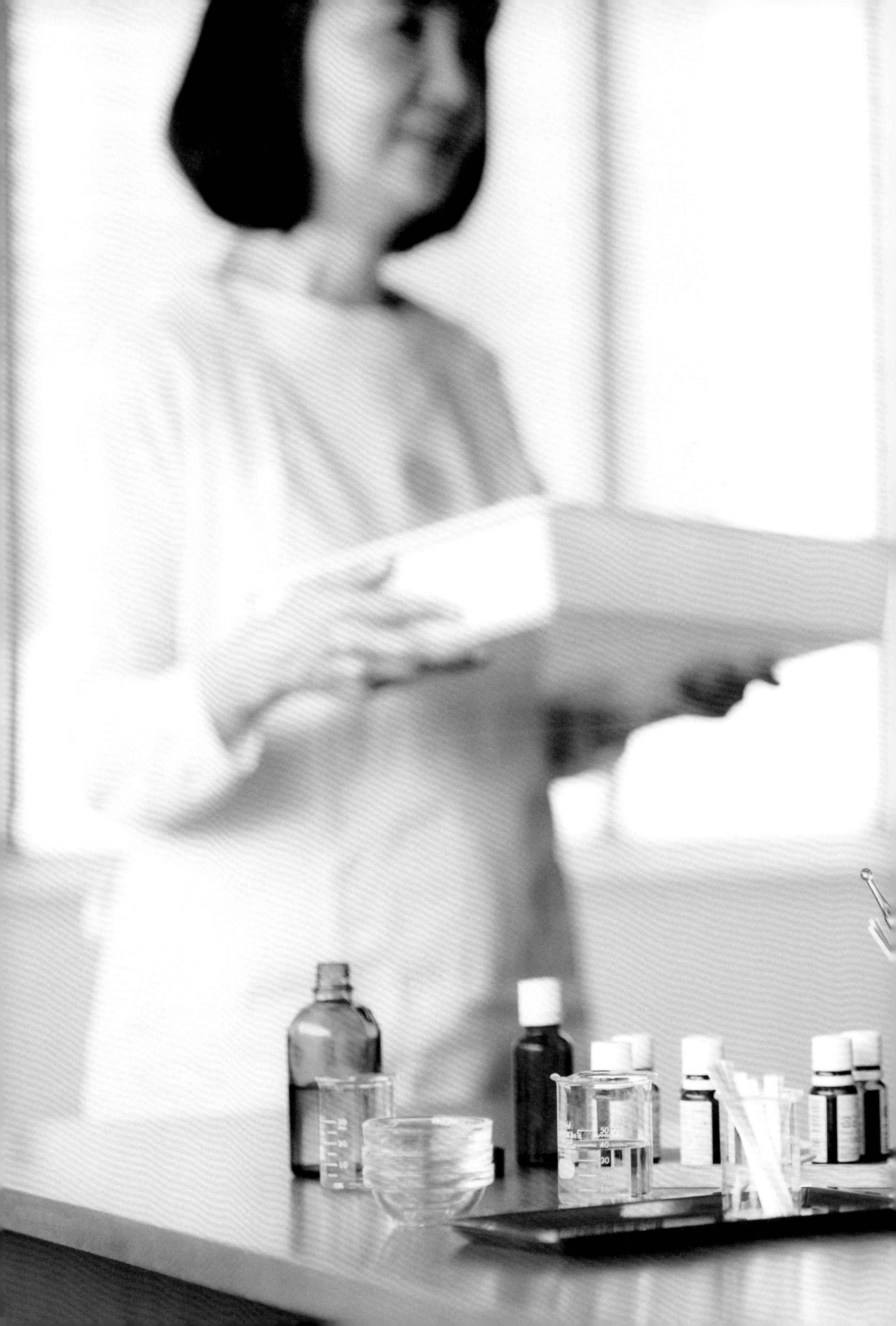

開始精油按摩之前

精油按摩最重要的便是手的接觸方式。
一面以手的溫度加溫，並輕柔地以恰到好處的速度撫觸，可大幅提昇按摩效果。
首先，要介紹身體和臉部皆適用的基本手法。

基本手法

1 手部放置與離開的方式

開始從手部邊緣慢慢地接觸，輕柔地將整個手掌放上；結束時也同樣慢慢地遠離。不可突然接觸或移開。

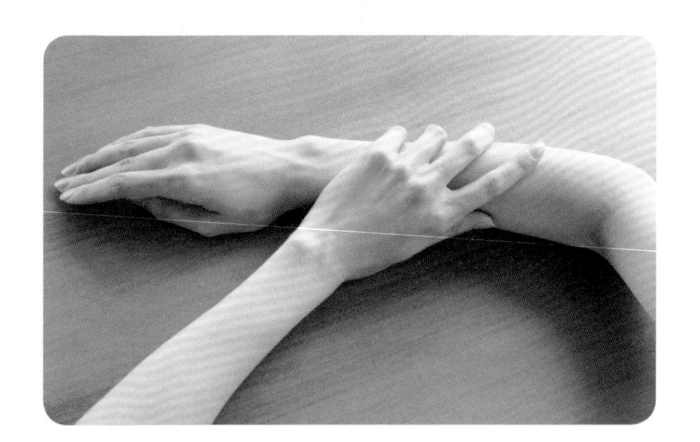

2 以手掌輕柔地接觸

基本的按摩是以整個手掌大面積包覆著進行。無論是按摩自己或他人，都要用整個手掌撫摸以緩解緊繃。

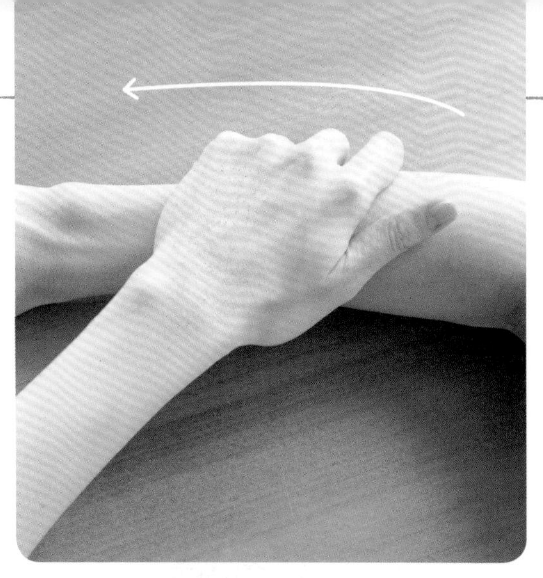

3 以手掌撫觸

藉由按摩油，可滑順地撫觸。以滑動手掌的方式大範圍地進行刺激。稍稍施加壓力，亦可連帶刺激淋巴。

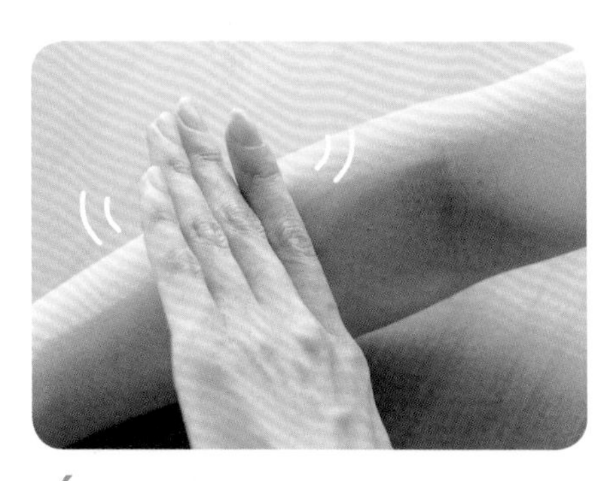

4 輕輕拍敲

手部呈稍微張開的狀態，以手指側面輕敲。想要增加刺激的話，改以握拳進行。可藉由促進血液和淋巴的循環提昇按摩效果。

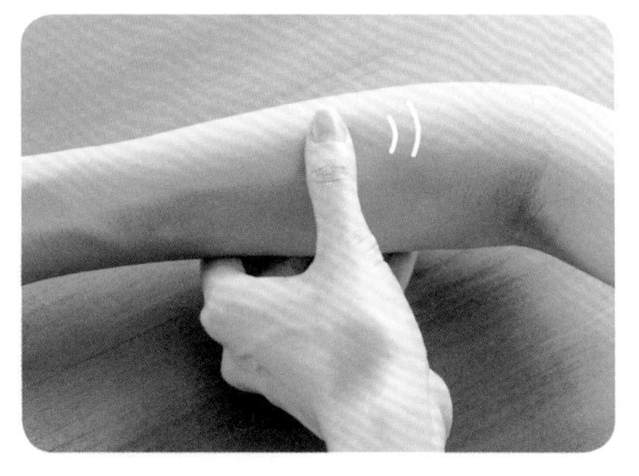

5 用拇指的指腹慢慢地按壓

此為按壓穴道(後述)時使用的手技。並非單點而是以按壓整面的感覺，使用拇指指腹施力壓下。停留約 5 秒，再慢慢放鬆力道。

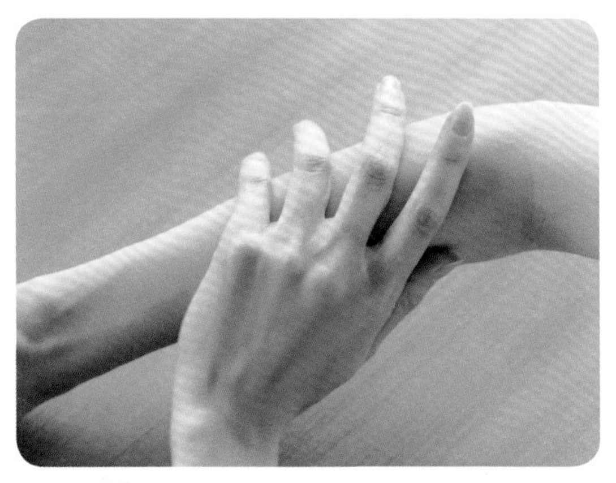

6 以約1秒5㎝的速度進行

進行按摩的手部移動速度也很重要。不要太快或太慢，試著使用能緩慢將按摩傳至身體的速度。

穴道監修/橋本和也　協力/菊池和子、佐佐木景子

臉部按摩

將幫助肌膚美容的精油與20ml的基底油調合，進行臉部按摩吧！請依照需求變化精油。

基礎按摩油

- 真正薰衣草…2滴

＋

- 荷荷芭油…20ml

※臉部用油調成0.5%的濃度！

重點小提示

溫熱掌心之後再開始進行吧！於就寢之前等放鬆時間進行，更能夠提昇按摩效果。

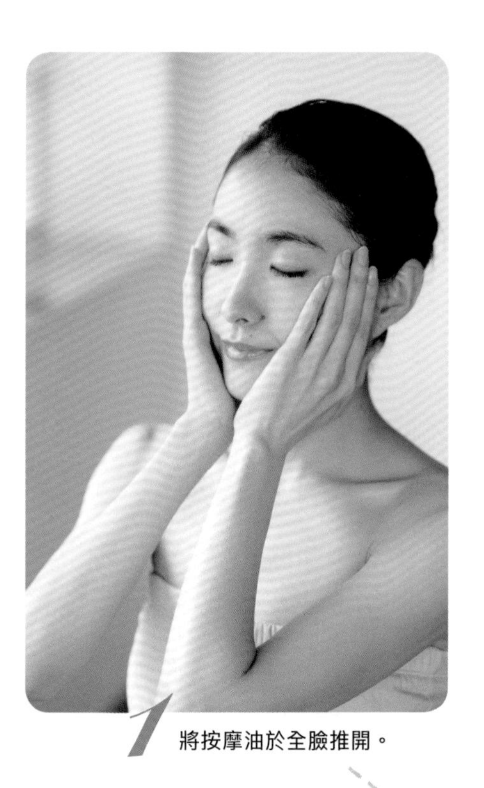

1 將按摩油於全臉推開。

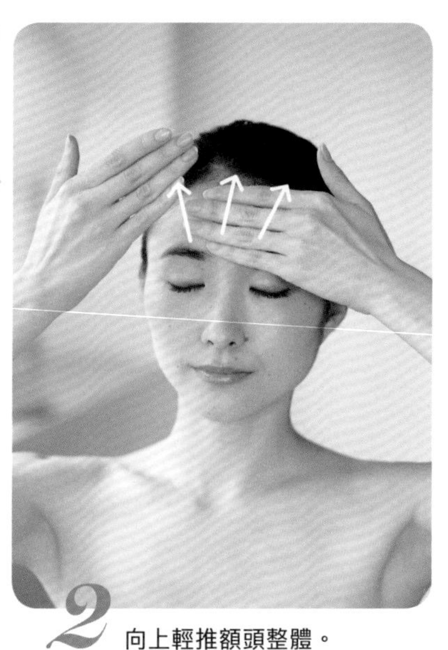

2 向上輕推額頭整體。

×3次

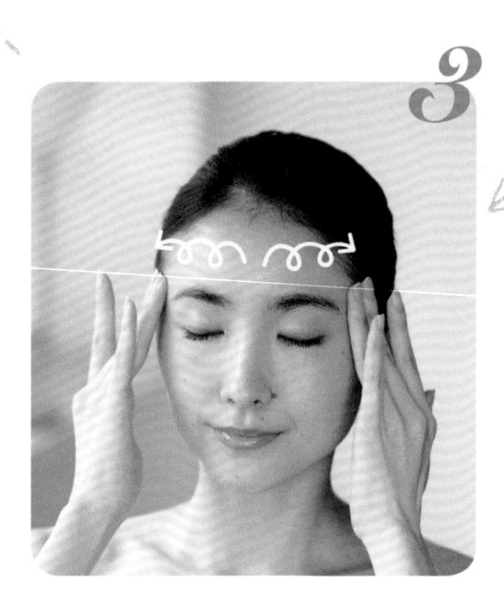

3 一面自額頭中心朝左右畫小圓圈，一面按壓太陽穴。

×3次

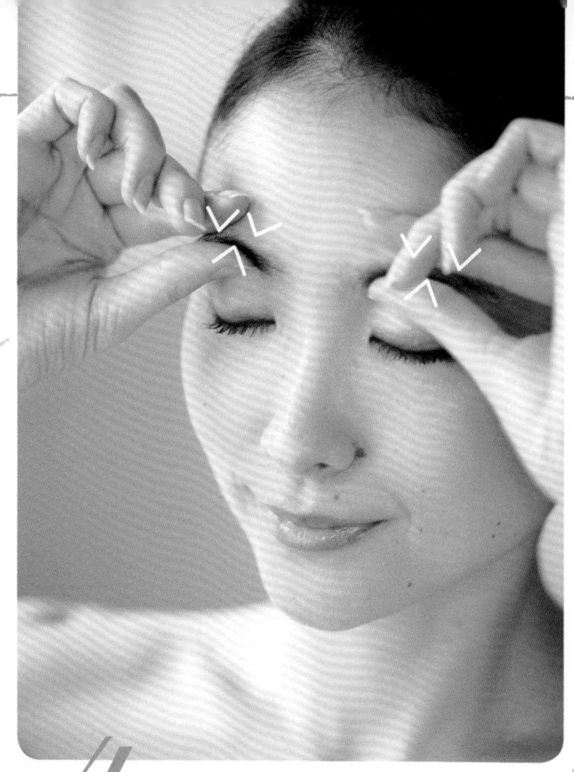

4 輕捻眉毛，再輕壓眉頭。

× 3次

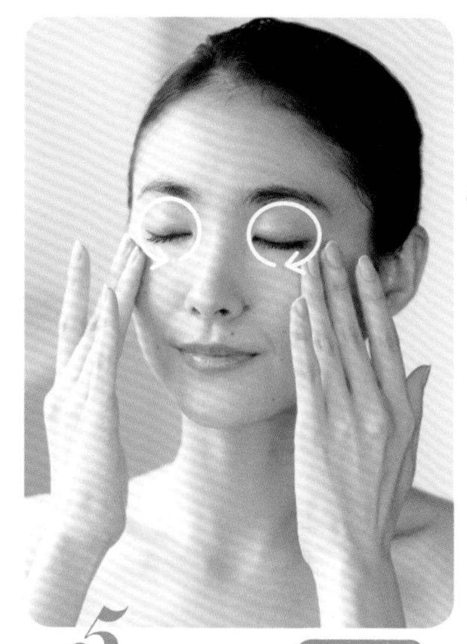

5 在眼周畫圓進行按摩。

× 3次

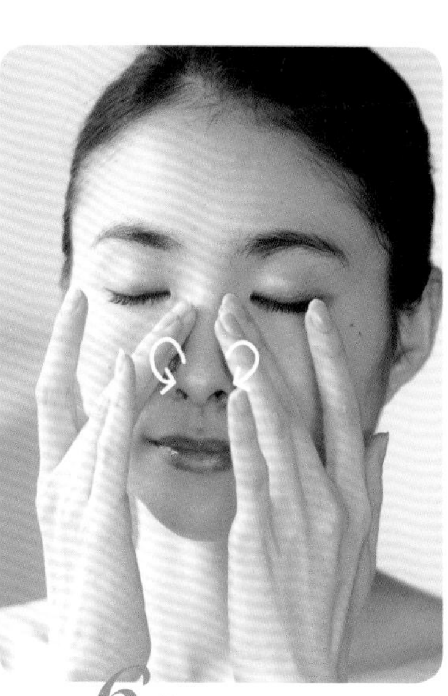

6 按摩鼻翼側邊。

× 3次

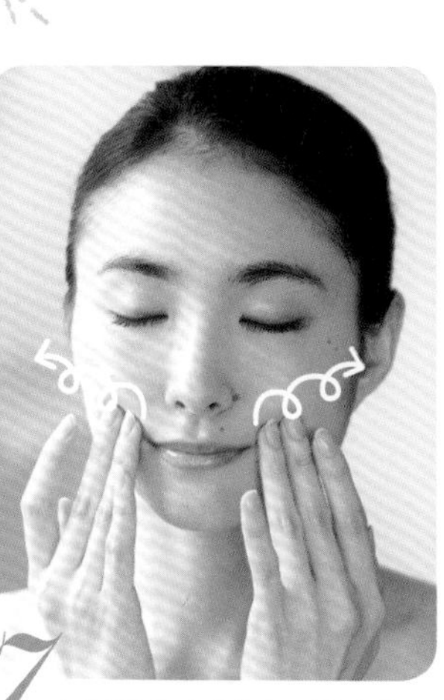

7 自下巴畫小圓圈，同時向上拉提臉頰進行按摩。

× 3次

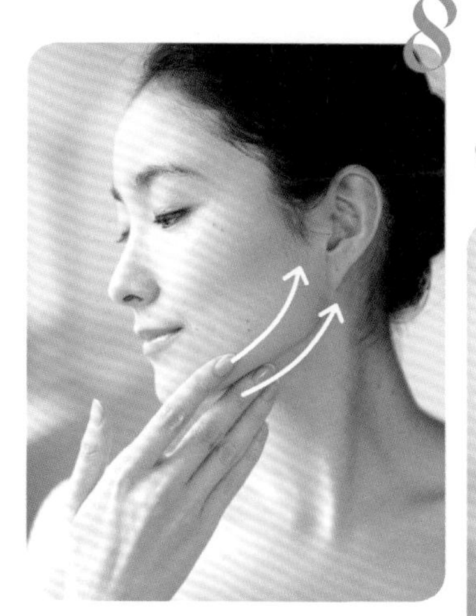

8 以食指和中指夾住下巴，從右到左，再從左到右，向上摩擦。

× 左右各3次

9 用雙手輕柔地包覆臉部。

對症 臉部調理

臉部浮腫

推薦精油
- 杜松漿果…1滴
- 絲柏…1滴

(0.5%濃度)

重點小提示

以溫熱的毛巾溫暖頸部，即可改善淋巴流動，能更容易消除水腫，搭配上按摩技巧，效果加倍。

因血液循環不良或代謝不佳，使多餘水分難以排出，就會造成水分平衡失調而容易浮腫。臉部的浮腫就以上妝前的肌膚保養來排除吧！

1 以4隻手指從頸部側面，由上往下摩擦按摩。避免指尖過度用力，以滑行的方式進行吧！

× 左右各3次

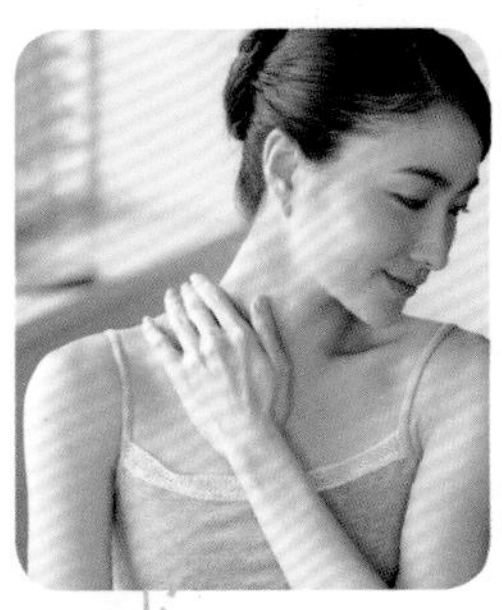

2 以食指和中指為主，輕壓鎖骨四周。藉由改善鎖骨周圍的淋巴循環，促進水分代謝。

× 左右各3次

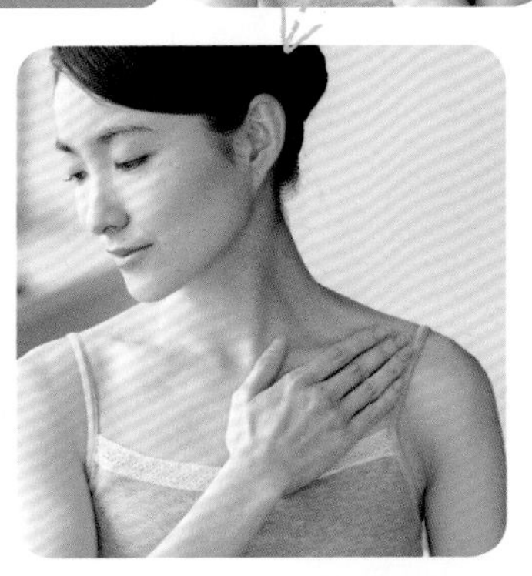

眼下黑眼圈

因睡眠不足或壓力等造成血液循環不良，所產生的眼下黑眼圈，容易給人疲勞的印象。就以按摩立即消除，打造炯炯有神的雙眼吧！

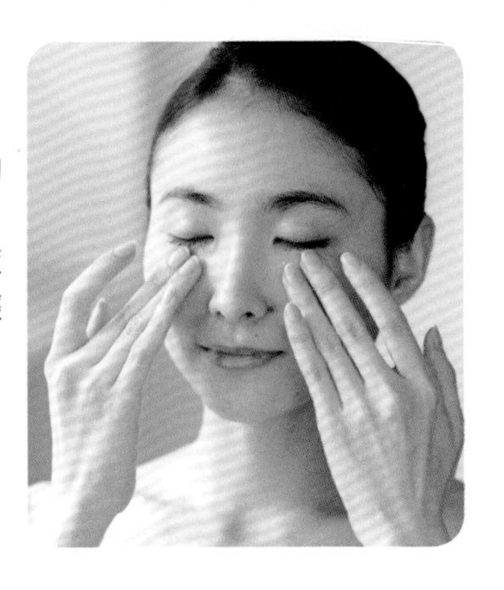

輕壓眼頭的穴道「睛明」到在眼睛下側骨頭上方的穴道「四白」(參考左頁)之間，具有能改善眼睛疲勞的效果。使用指尖輕輕按壓是重點。

× 3次

認識臉部穴道！

瞳子髎

位於眼尾正中央附近的臉骨凹陷處。
輕壓以給予刺激。
適用於改善魚尾紋。

攢竹

緊鄰眉頭內側的凹陷處。
亦能預防斑點、皺紋以及消除水腫。
以拇指指腹向上按壓。

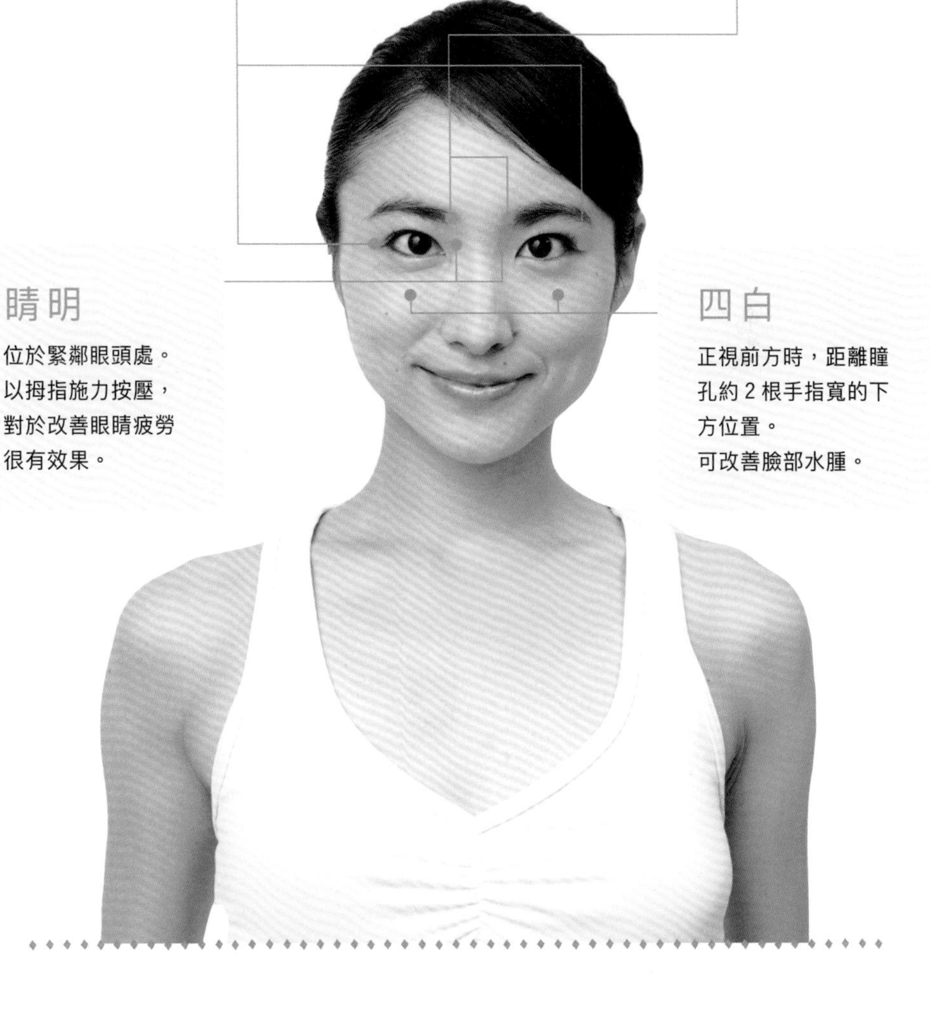

睛明

位於緊鄰眼頭處。
以拇指施力按壓，
對於改善眼睛疲勞
很有效果。

四白

正視前方時，距離瞳
孔約 2 根手指寬的下
方位置。
可改善臉部水腫。

淋巴按摩

因長時間的辦公室作業以及日常運動的不足，以致於感到肩膀僵硬的人應該不在少數。透過按摩緩解疲勞和肩膀僵硬，改善淋巴流動，以漂亮的胸頸線條為目標吧！

基礎按摩油

- 馬鬱蘭　2滴
- 真正薰衣草　2滴

＋

- 荷荷芭油 20ml

認識淋巴流向！

耳下腺淋巴結

位於耳朵下方。流經臉部的淋巴會流入此處。可緊實下巴線條。

鎖骨淋巴結

位於鎖骨凹陷處附近。是通往靜脈入口的重要位置。

下顎淋巴結

位於下巴下方的淋巴結。

重點小提示

在開始按摩之前，可以一邊享受精油的香氣，同時暖暖手吧！也很推薦使用清爽的乳香。

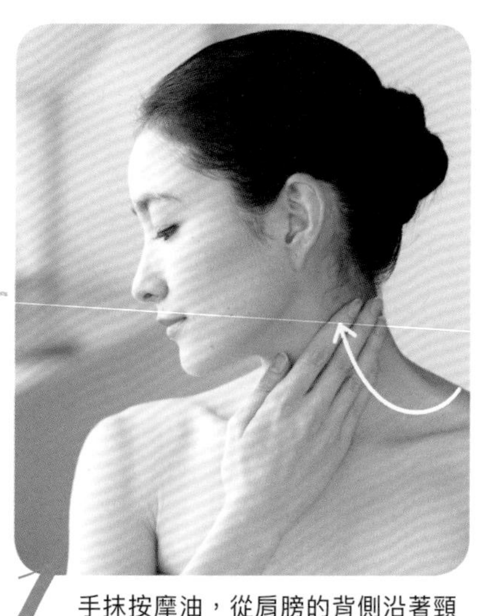

1

手抹按摩油，從肩膀的背側沿著頸部，以畫弧線的方式，一面用手掌緊貼肌膚，同時緩慢輕撫。

✕ 左右各3次

2

自肩膀到頸部，使用拇指之外的4隻手指，以稍強的力道按壓鬆弛肌肉。

✕ 左右各3次

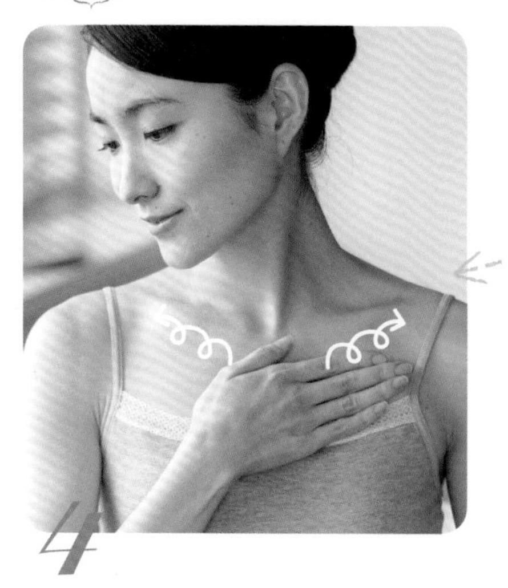

4

使用拇指之外的 4 隻手指，以稍強的力道按壓鬆弛胸部上方的肌肉。

× 左右各 3 次

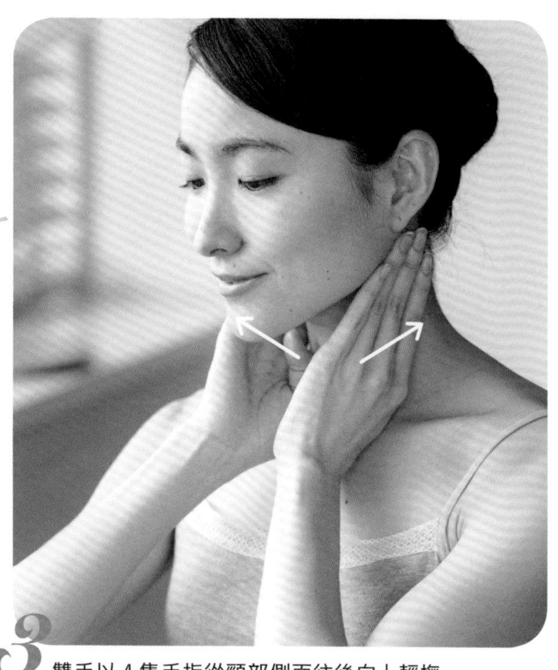

3

雙手以 4 隻手指從頸部側面往後向上輕撫。

× 3 次

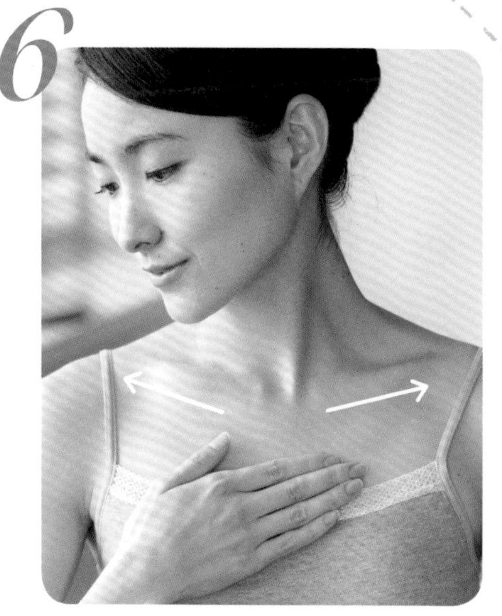

6

用手掌從胸口中央沿著鎖骨，輕撫胸部上方。

× 左右各 3 次

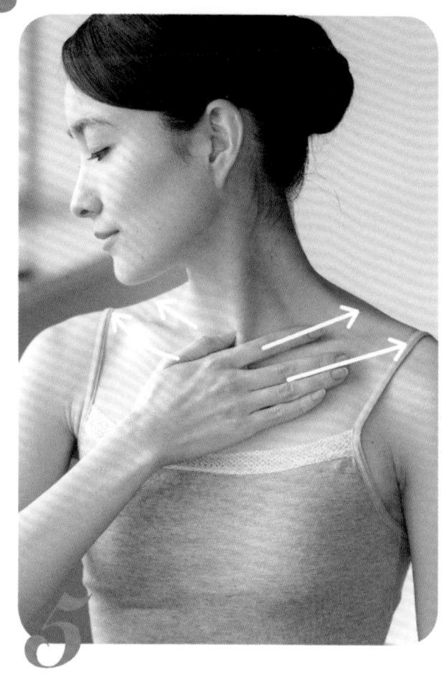

5

以手指夾住鎖骨，從中心往肩膀方向移動促進淋巴流動。

× 左右各 3 次

頸部至肩部的護理

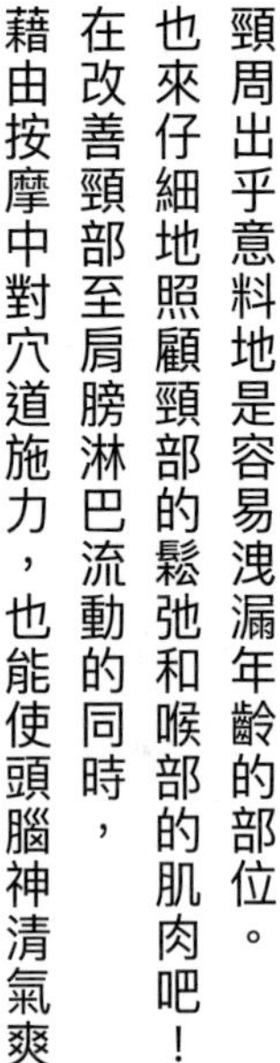

頸周出乎意料地是容易洩漏年齡的部位。
也來仔細地照顧頸部的鬆弛和喉部的肌肉吧！
在改善頸部至肩膀淋巴流動的同時，
藉由按摩中對穴道施力，也能使頭腦神清氣爽。

基礎按摩油

- 真正薰衣草　2滴
- 羅馬洋甘橘　2滴

＋

- 甜杏仁油 20ml

認識頸部穴道！

風池

自後腦杓與頸部連接的凹陷處往外約2㎝。可改善頭痛、肩頸僵硬和自律神經失調。

肩井

肩頭和頸部連接處的中心。可改善肩膀僵硬和頭痛。

天柱

位於頸部後側2條大肌肉外側的凹陷處，可改善頭痛、肩頸僵硬以及眼睛疲勞。

肺腧

位於肩胛骨凸起處和背骨之間的正中央附近。對於咳嗽和感冒症狀很有效果。

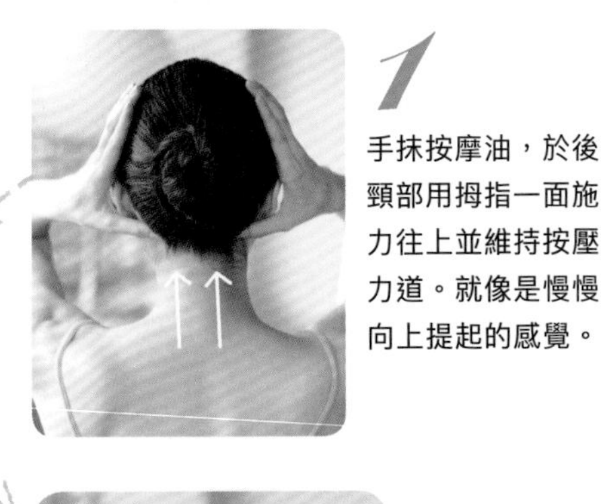

1

手抹按摩油，於後頸部用拇指一面施力往上並維持按壓力道。就像是慢慢向上提起的感覺。

2

一面以右手觸碰左耳，一面將頭部慢慢倒向右側來伸展。抬起時也保持緩慢速度，並倒向相反側。由於此處為許多神經匯集之處，不可突然地動作。

× 左右各3次

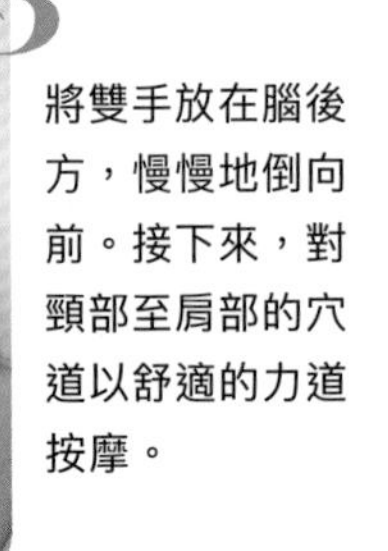

3

將雙手放在腦後方，慢慢地倒向前。接下來，對頸部至肩部的穴道以舒適的力道按摩。

喉部伸展

喉部肌肉容易不小心就疏於保養。肌肉一旦隨著年齡老化，也可能會發生嗆到等意外。從平時開始，養成運動喉部肌肉的習慣吧！

1

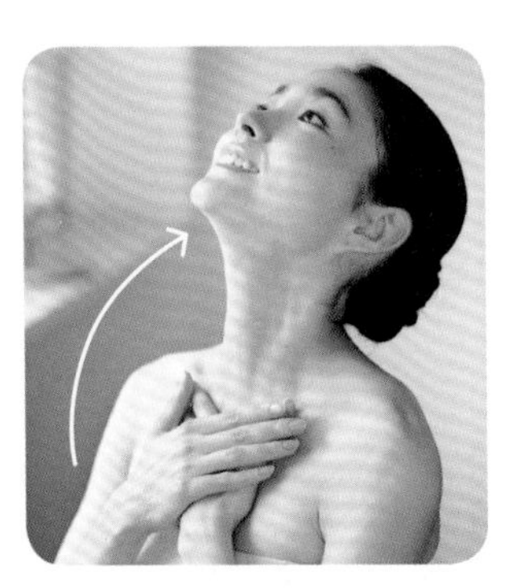

肩膀自然放鬆下垂，頸部慢慢地朝上並伸展。此時，將雙手輕輕地放在胸前。只要能伸展到頸部肌肉就足夠囉！

2

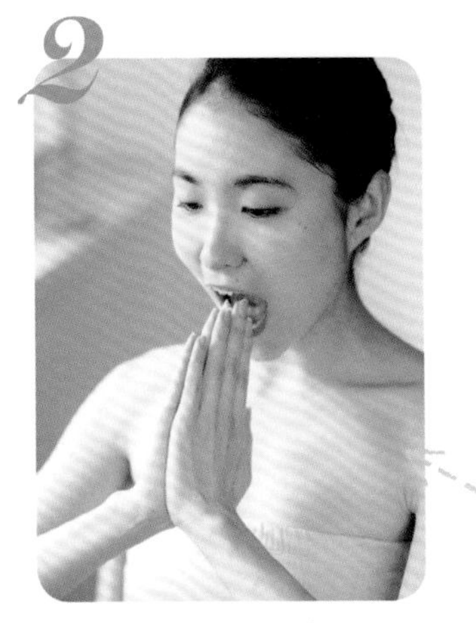

在身體正面合起雙手掌心(合掌姿態)，放到嘴前，喊出「啊——」般地大大張開嘴巴。

肩胛骨伸展

慢性肩膀僵硬會導致頭痛、血液循環不良，也連帶使身體感到不適。為了保持靈活的肩膀，別忘了進行肩胛骨伸展運動吧！

1

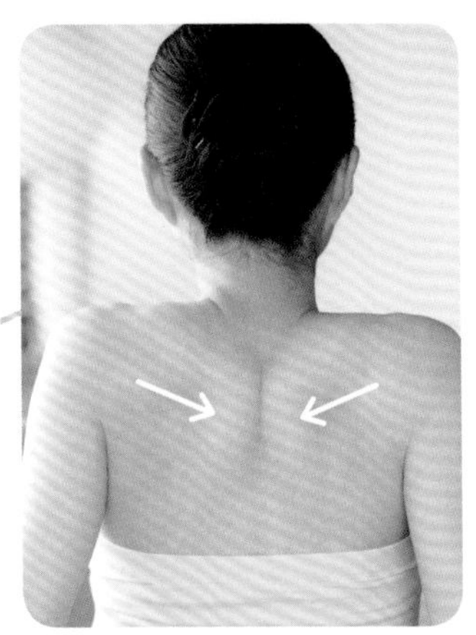

將肩胛骨往中心收攏，同時將手肘向後用力伸。注意肩膀不要往上用力！

✕ 3次

2

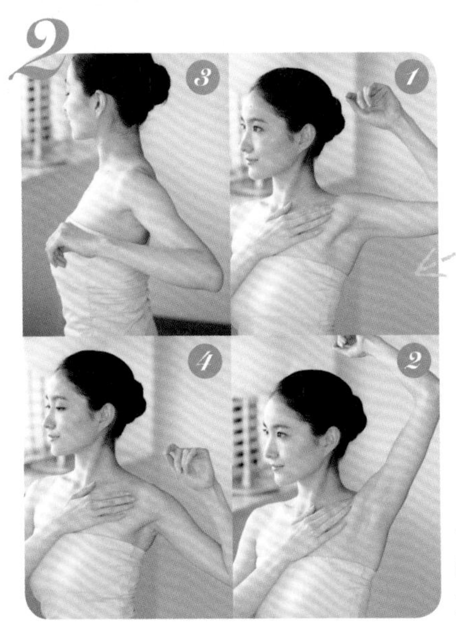

一面注意肩胛骨，同時大大地旋轉手臂。從手肘進行動作的話，就能夠大幅活動。

✕ 左右各3次

頭部按摩

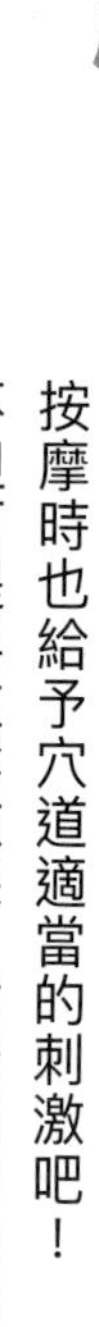

容易因操作電腦而累積疲勞的頭部，就以按摩舒適地放鬆一下。改善肩頸僵硬、眼睛疲勞等症狀的穴道也聚集於此，按摩時也給予穴道適當的刺激吧！不但可提昇放鬆效果，對於改善失眠也相當有幫助。

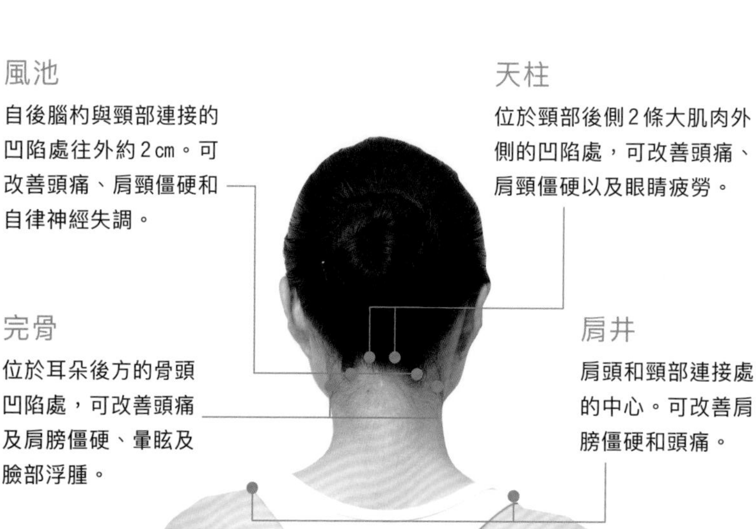

風池
自後腦杓與頸部連接的凹陷處往外約2㎝。可改善頭痛、肩頸僵硬和自律神經失調。

天柱
位於頸部後側2條大肌肉外側的凹陷處，可改善頭痛、肩頸僵硬以及眼睛疲勞。

完骨
位於耳朵後方的骨頭凹陷處，可改善頭痛及肩膀僵硬、暈眩及臉部浮腫。

肩井
肩頭和頸部連接處的中心。可改善肩膀僵硬和頭痛。

百會
位於頭頂的重要穴道。可以調整自律神經，改善頭痛、肩膀僵硬以及眼睛疲勞等。

通天
位於百會左右斜前方的穴道。具改善鼻塞和頭痛的效果。

曲差
位於神庭外側斜下方。可改善頭痛和暈眩。

神庭
臉部中央的瀏海髮際線的略上方位置。可改善頭痛。

曲鬢
沿著鬢角後側往上，位於髮際線上緣附近。

後頂
距離百會後方約2指寬的位置。

疲勞一掃而空！5分鐘按摩

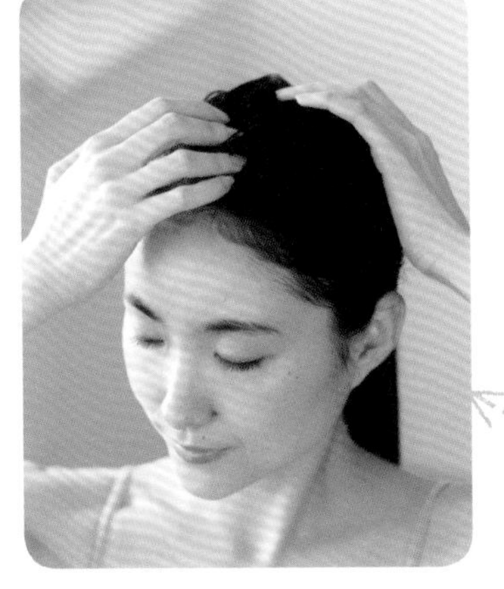

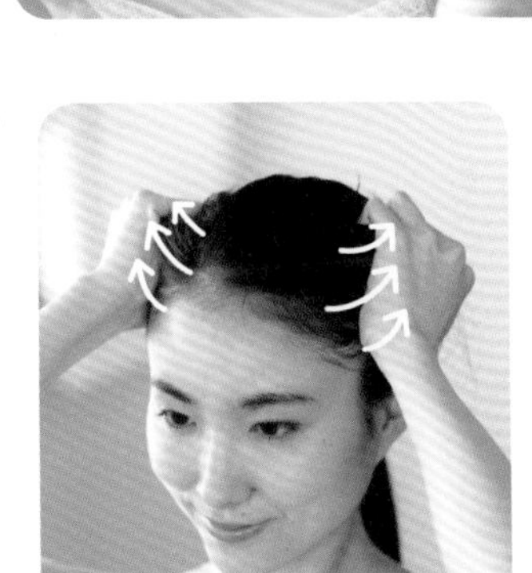

1

手抹按摩油，以4隻指尖沿著髮際線，從耳邊往中央稍微用力地向上摩擦。

2

後側髮際線也以相同方式摩擦。從髮線正中央朝向頭頂，慢慢地移動指尖按摩。

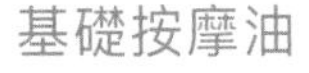

基礎按摩油

- 迷迭香…2滴
- 依蘭…2滴

＋

- 荷荷芭油…20ml

3

將手伸入頭髮中，張開手指從髮際線開始貼著頭皮刺激。將頭髮自髮根施力拉起。

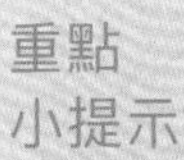

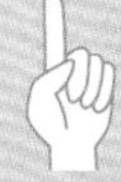

重點小提示

將頭髮左右分邊，使指尖能觸碰到頭皮。注意不要以指甲去刮，而是以自己覺得舒適的力道進行。

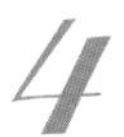

4

後腦杓也張開手指抓住頭髮，施力拉起。以有拉扯到頭皮卻又舒適的力道為準。要注意避免過於用力導致疼痛。

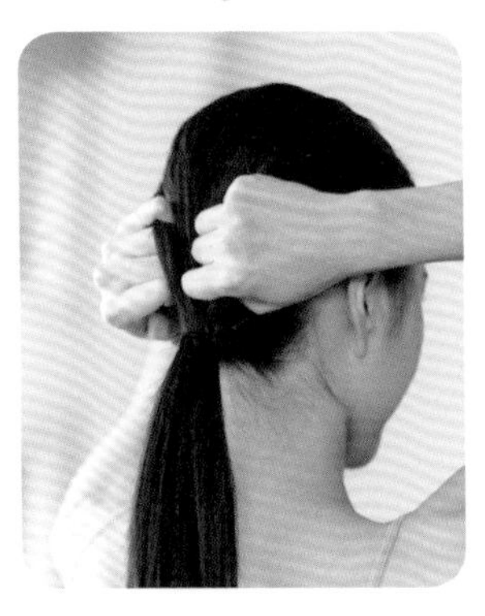

對症 頭部按摩

頭痛

因肩頸僵硬導致的頭痛，最好能在變成慢性毛病之前解決。搭配具有良好放鬆效果的精油，來進行穴道的按摩吧！請試著以指腹慢慢按壓。

推薦精油

- 真正薰衣草…2滴
- 馬鬱蘭…2滴

(1%濃度)

重點小提示

頭痛的成因之一就是肌肉緊繃。利用香味的效果紓解緊繃、放鬆身心的同時，配合穴道按壓的效果更佳。

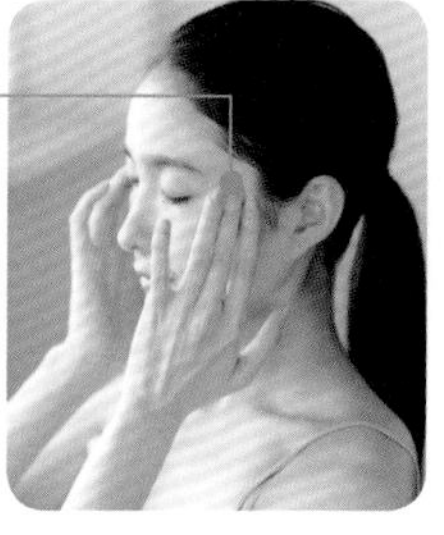

太陽

眼尾外側較大的凹陷處。

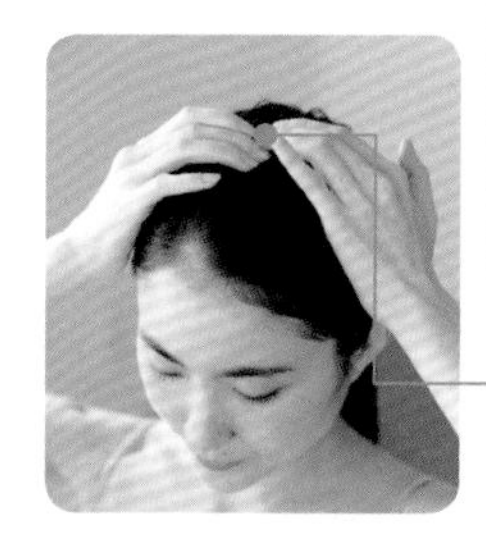

百會

頭頂正中央。

眼睛疲勞

一旦長時間使用智慧型手機，據說會罹患上加速眼睛老化的「智慧型手機老花眼」。眼睛疲勞要及早解決。

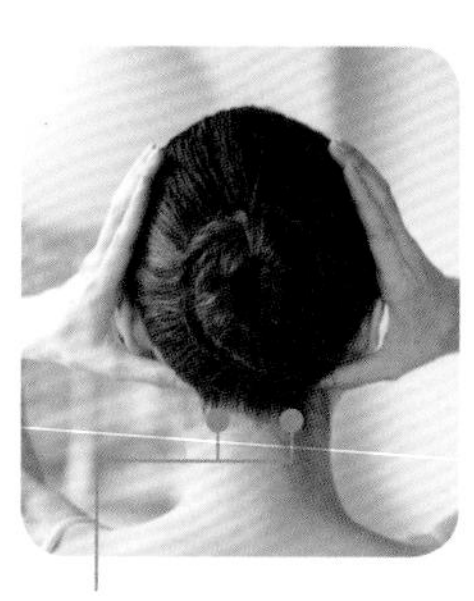

風池

頸部大肌肉的外側。

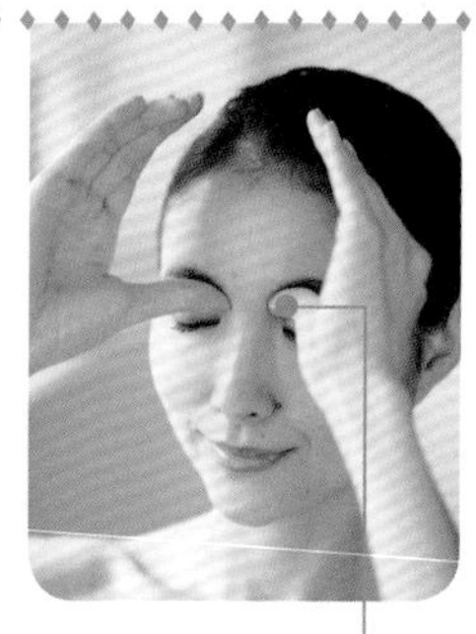

睛明

眉毛內側的凹陷處。

推薦精油

- 真正薰衣草…2滴
- 迷迭香…2滴

(1%濃度)

重點小提示

眼睛深處感到疼痛或是嚴重充血時，除了按壓穴道外，也要在眼睛周圍濕敷，以消除疲勞。(→P.25)

毛髮問題

維持健康又有光澤的頭髮，頭皮養護不可少。
就用促進新陳代謝，調整皮脂平衡的精油按摩和洗髮乳來預防問題吧！
讓頭皮與頭髮經常保持在健康的狀態。

油性髮質

和臉部相同，頭皮也有油性與乾性。若是皮脂分泌旺盛的油性，除了抑制過度分泌也要保持清潔，才能調整皮脂平衡。

推薦精油
- 蘋果天竺葵…2滴
- 葡萄柚…2滴

（1％濃度）

頭皮屑・搔癢

由於乾性頭皮的皮脂分泌較少，容易乾燥。也可能會伴隨著搔癢或是更加惡化的情況發生。能夠調整皮脂平衡的頭部按摩對其相當有效。

推薦精油
- 茶樹…2滴
- 青森羅漢柏…2滴

（1％濃度）

加強頭皮護理

按摩有許多穴道的耳朵，可讓頭皮按摩的效果更為顯著。若覺得頭痛或疲勞時，就以自己覺得舒適的步調做看看吧！

1 揉捏整個耳部

使用拇指和食指像捏夾般地抓著耳朵，慢慢地畫圓揉捏。

2 將耳垂往內摺疊

以拇指指腹摺疊耳垂，維持5秒。

×3次

3 將耳垂向下拉

以拇指和食指抓著耳垂，往下拉並維持3秒。

×3次

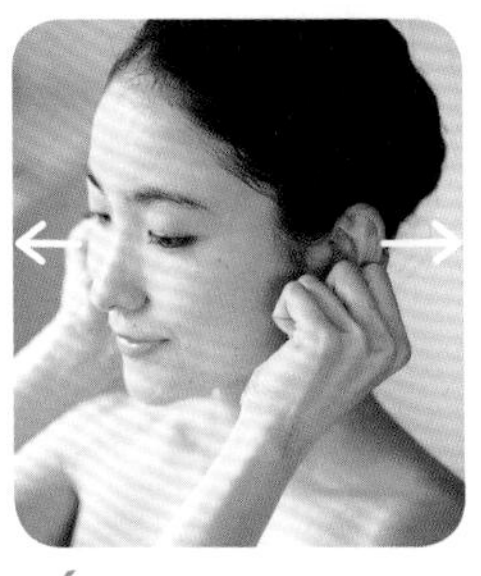

4 將耳垂往側面拉

抓著耳垂，往橫向延伸並維持3秒。

×3次

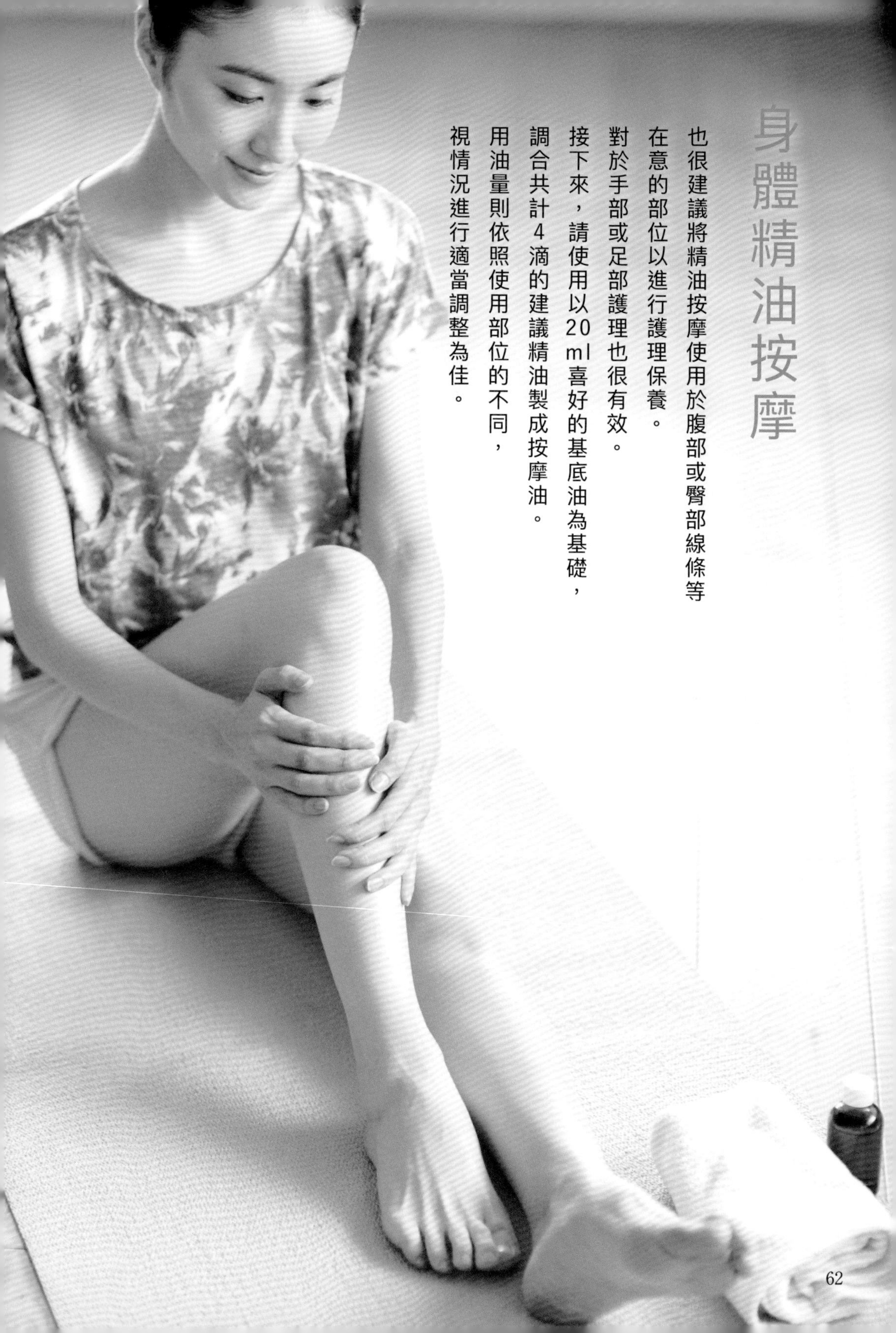

身體精油按摩

也很建議將精油按摩使用於腹部或臀部線條等在意的部位以進行護理保養。對於手部或足部護理也很有效。

接下來，請使用以20ml喜好的基底油為基礎，調合共計4滴的建議精油製成按摩油。

用油量則依照使用部位的不同，視情況進行適當調整為佳。

腹部按摩

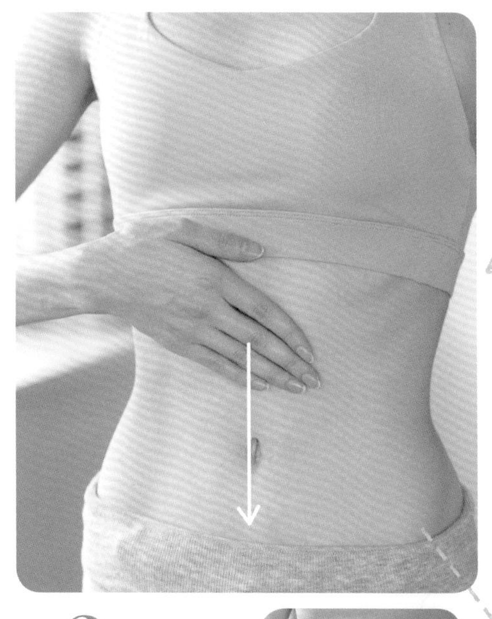

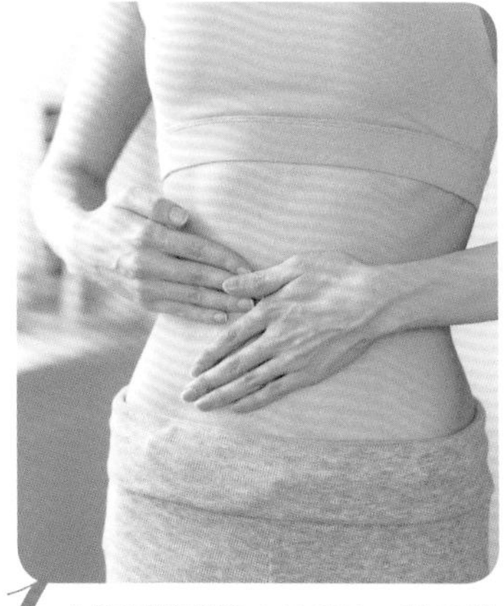

1 在腹部整體塗上按摩油。將手掌放置在肚臍上，慢慢溫熱肚腹。

2 使用手掌，由上至下、從左至右，慢慢地以畫十字般地摩擦腹部。

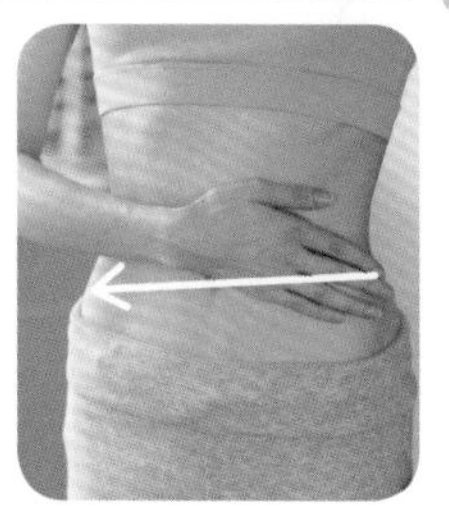

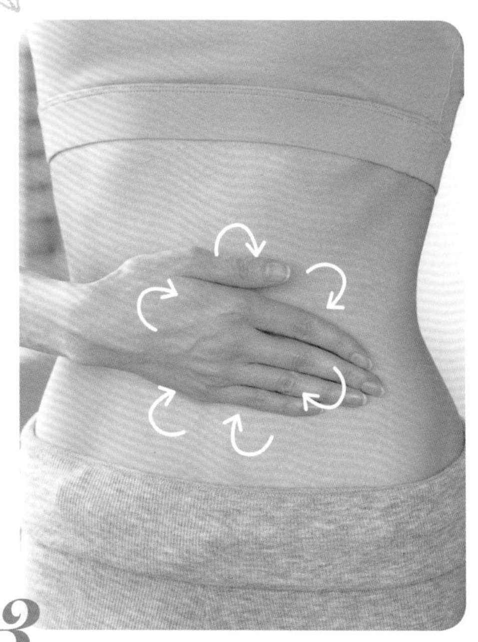

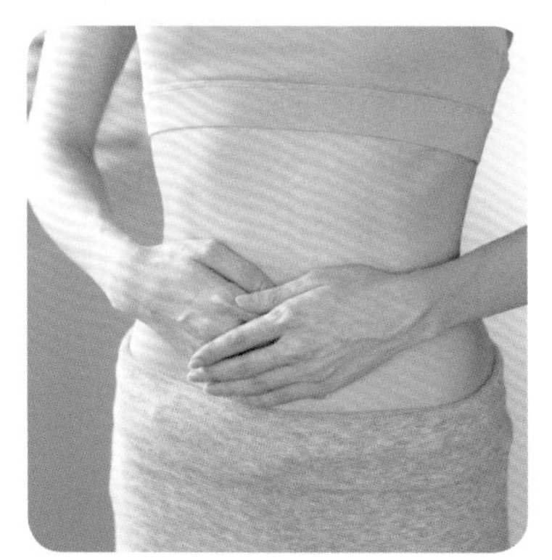

4 最後和一開始相同，將雙手置放在肚臍上，回歸和緩。

3 以食指、中指及無名指輕輕地加壓，畫小圓的同時以肚臍為中心畫大圈進行移動。

對症 腹部按摩

便祕

便祕的原因之一就是腸道機能衰退。溫柔地刺激僵硬的腸子使其活化，便能促進排便順暢。重點就在於有毅力地每天持續進行。

推薦精油

- 真正薰衣草…2滴
- 馬鬱蘭…2滴

(1%濃度)

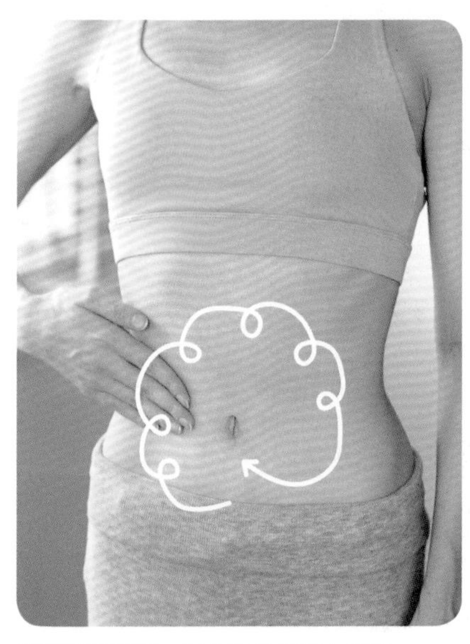

沿著腸道方向，以4隻手指畫小圈加以刺激。

介意的鬆弛

因女性荷爾蒙影響，致使腹部成為女性容易累積皮下脂肪的位置。再加上運動不足或是虛冷，脂肪便成為橘皮組織固定下來。對在意的部位給予適當的刺激加以緊實吧！

推薦精油

- 葡萄柚…2滴
- 大西洋雪松…2滴

(1%濃度)

1

以雙手手掌施力按壓，使腹部下凹。

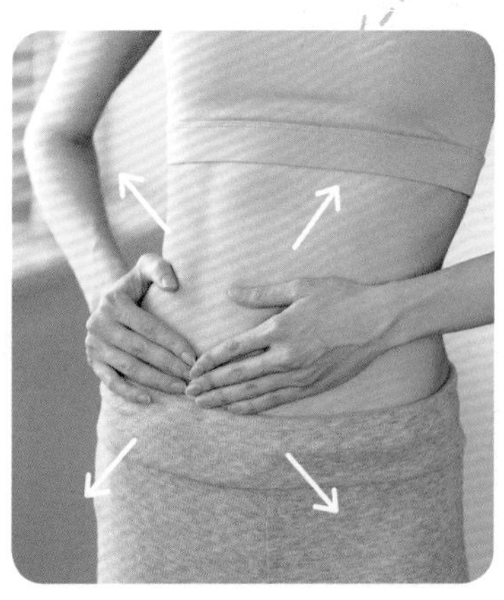

2

以雙手抓起腹肉上提再立刻放開，重複此動作。

美化臀部線條

推薦精油

- 絲柏…2滴
- 杜松漿果…2滴

（1%濃度）

重點小提示

努力的結果會在脂肪較多的部位特別顯著。葡萄柚精油具有燃燒脂肪的作用，建議用來輔助瘦身。

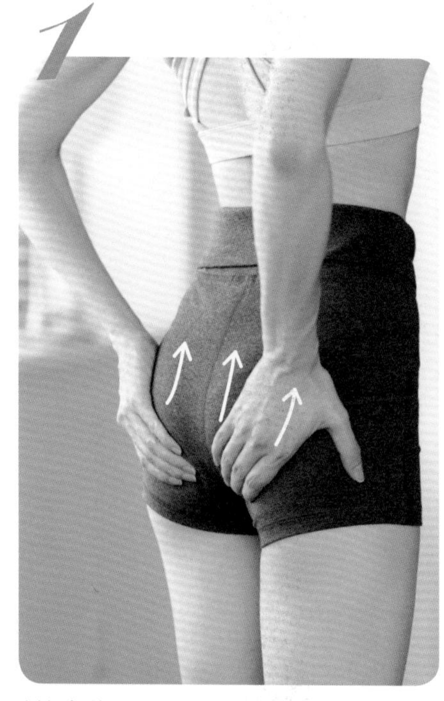

1 以提起整個臀部的方式向上摩擦。

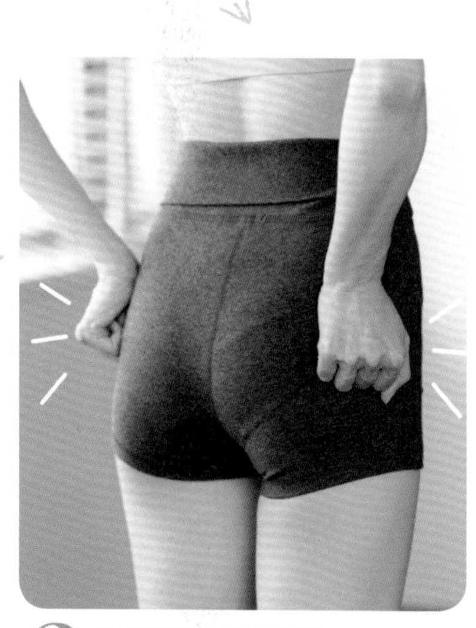

2 以拳頭敲打臀部整體。

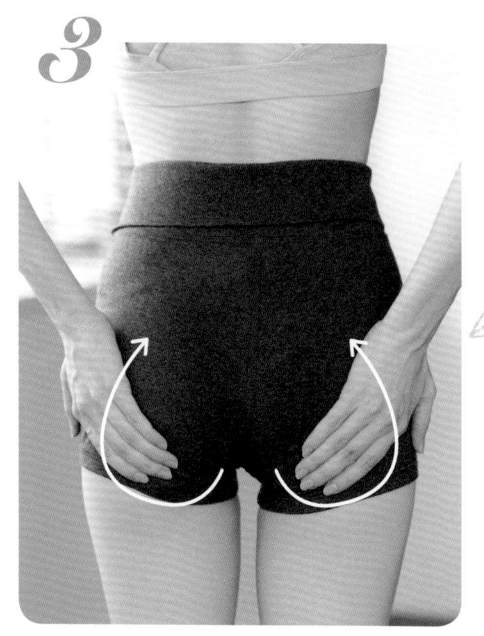

3 沿著臀部曲線，由下往上摩擦按摩。

手部按摩

雙手5分鐘！快速按摩

整天頻繁動作的手和手指，出人意料地容易累積疲勞。在工作和家事的空檔、搭車等時間，隨時隨地都能溫柔護理以消除血液循環不良。一旦手部溫暖了，舒適感也會遍及全身。

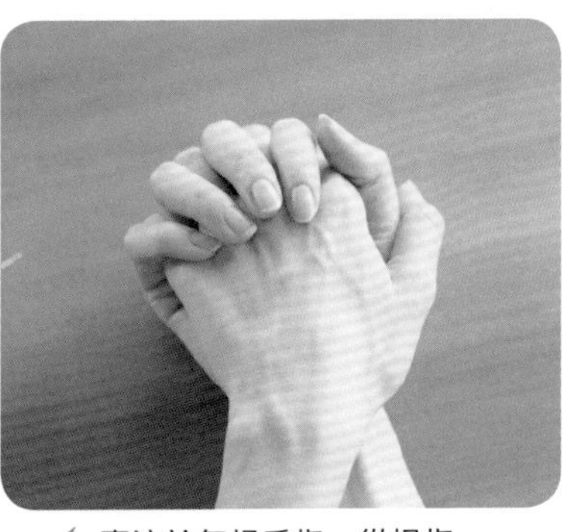

1 專注於每根手指，從拇指開始依序慢慢交握雙手。

2 在手掌上塗抹按摩油加溫，並於整個手背推開、輕輕摩擦。

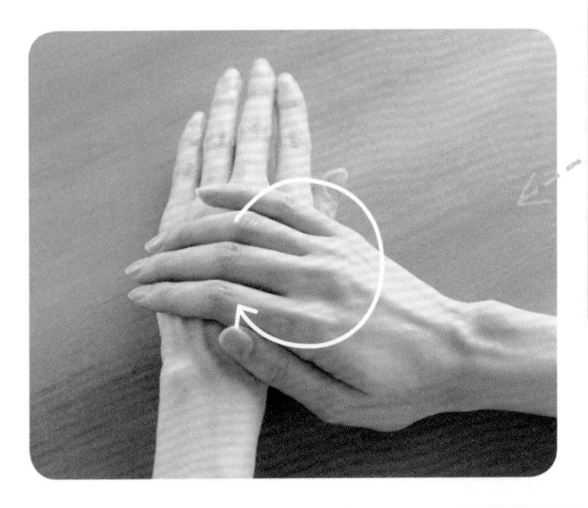

3 按壓合谷（拇指和食指骨閉合部份）的穴道。

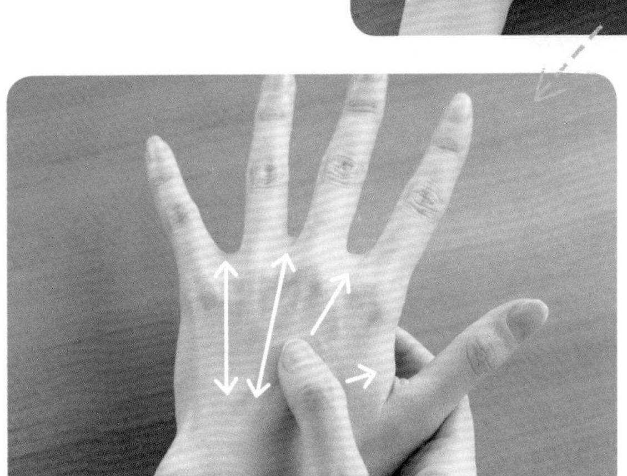

4 使用拇指指腹，在掌骨之間的 4 處，依照箭頭方向來回摩擦 3 次。

空閒時就做加強護理

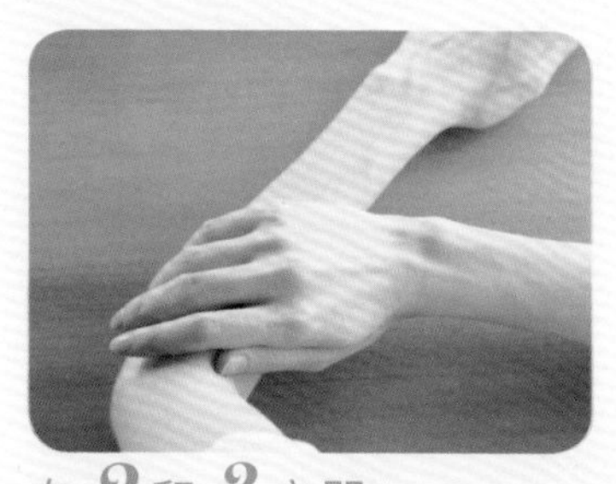

在2和3之間

從手部到手肘，一面塗抹按摩油同時輕擦整體。

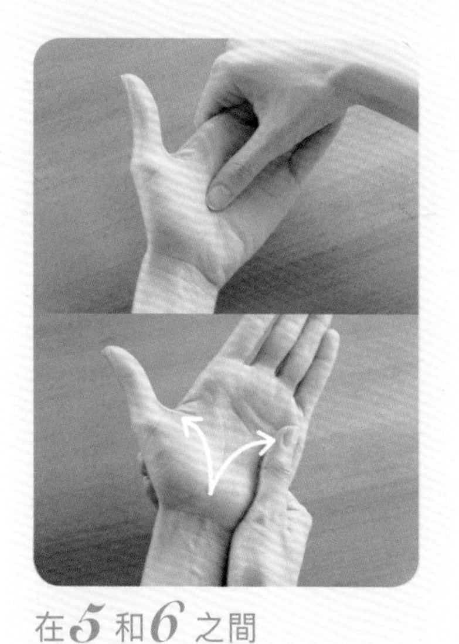

在5和6之間

攤開手掌按壓並加以鬆弛。從中央分別朝上下左右摩擦，也要確實推開。像在手掌寫「人」字般的推壓。

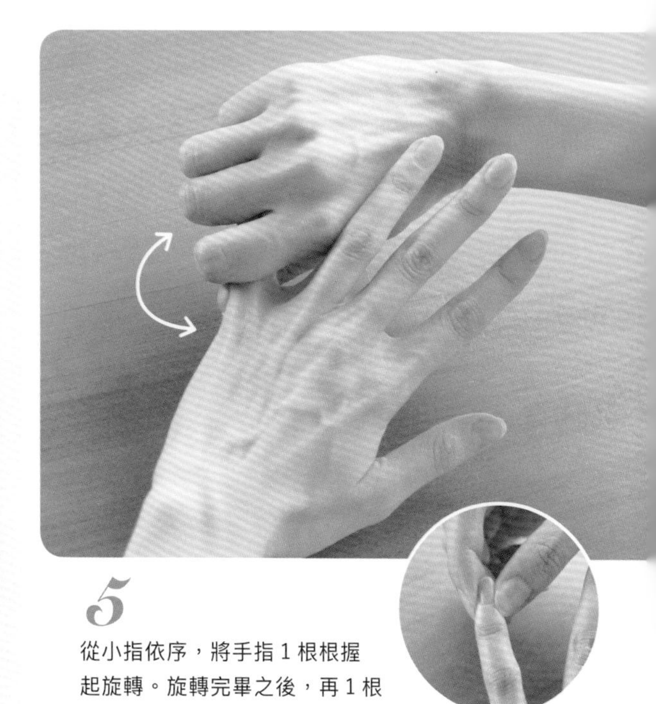

5 從小指依序，將手指 1 根根握起旋轉。旋轉完畢之後，再 1 根根將指尖從左右和上下夾起按壓。

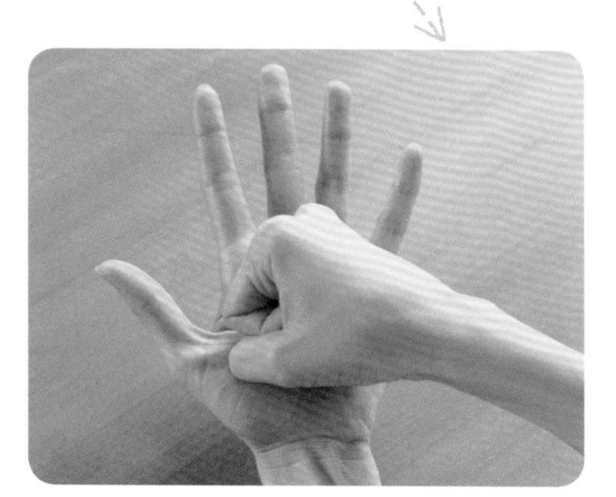

6 以拳頭按壓手掌。手掌不要施力，才能接收對穴道的刺激。

7 以2的方式輕輕地摩擦手背。手心也以相同方式進行。

對症 自我手部護理

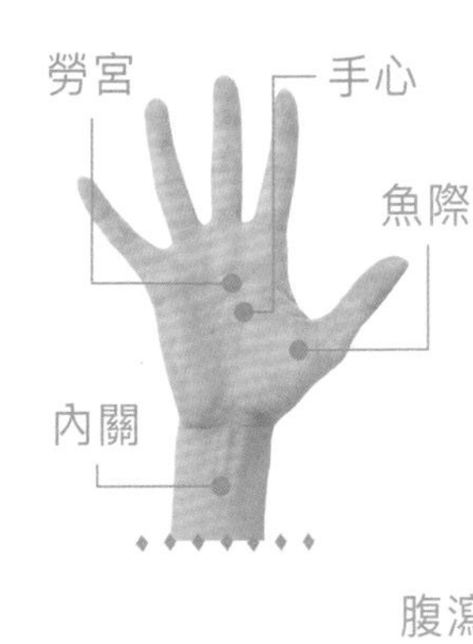

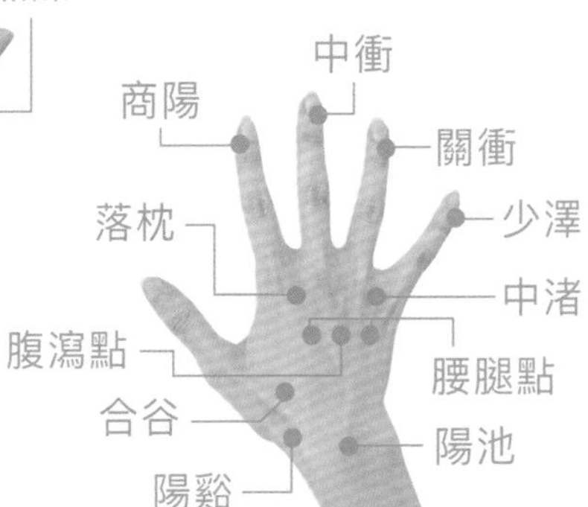

曲池

尺澤

※手部和
手臂的主要穴道

頭痛

適合患有難以治癒的慢性頭痛或反覆偏頭痛的人。

合谷

正如同其「萬能穴」的名稱般，對於多種症狀皆有效果。施力按壓進行刺激。

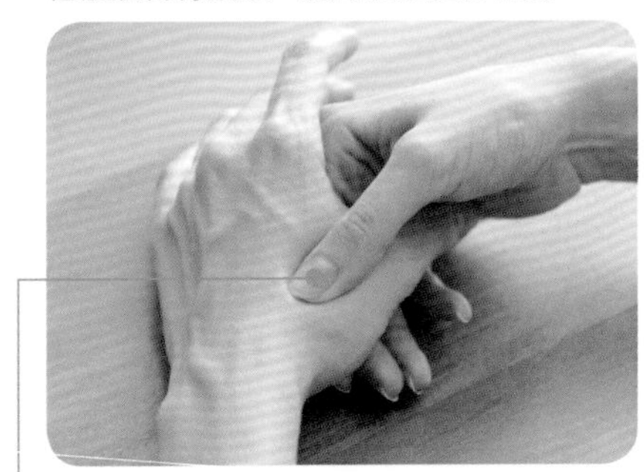

拇指和食指掌骨閉合的V字形凹陷處

關衝

以拇指和食指夾住按壓。是對於頭痛、耳鳴和暈眩很有效的穴道。

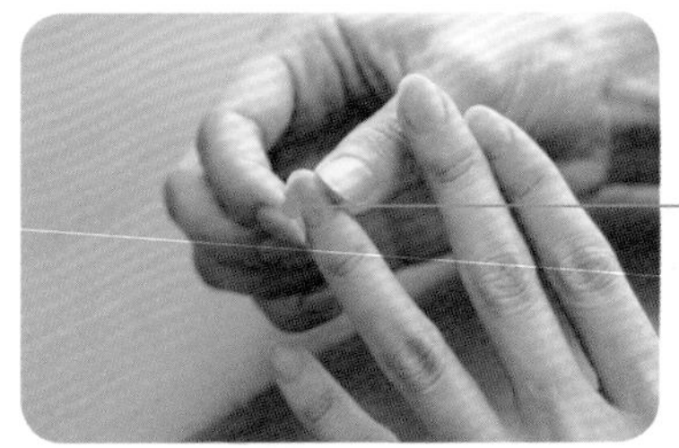

無名指小指側的指甲根部

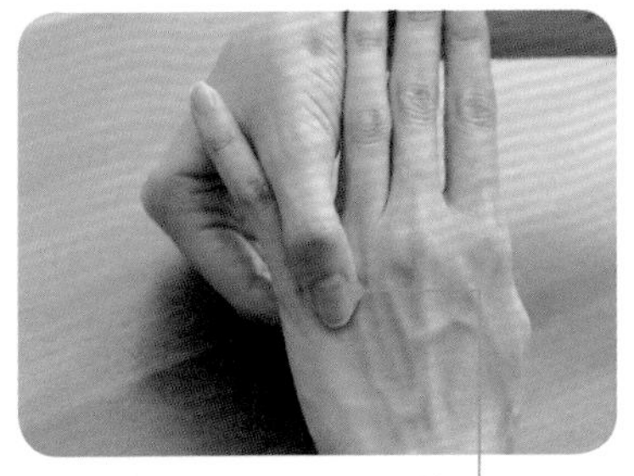

從無名指和小指指根的關節位置，朝手腕裏側1cm

中渚

能對三半規管起到作用的穴道。對於暈車、耳鳴和偏頭痛也很有效果。

推薦精油

- 胡椒薄荷…2滴
- 杜松漿果…2滴

（1％濃度）

眼睛疲勞

及早解除智慧型手機或電腦帶來的眼睛疲勞，維持健康的雙眼。

推薦精油

- 乳香…2滴
- 真正薰衣草…2滴

（1％濃度）

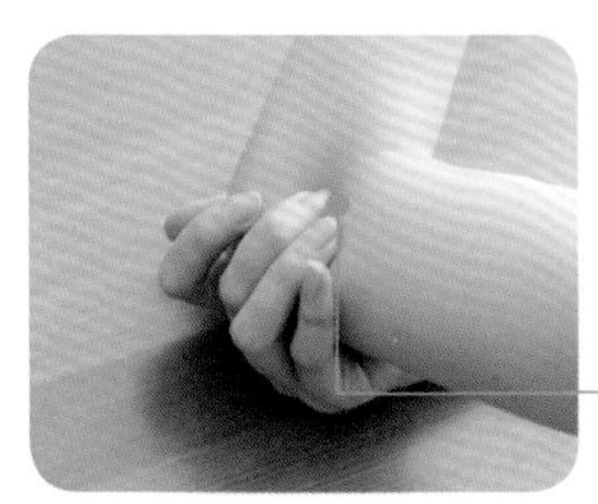

曲池＋合谷

能改善手臂血液循環，對於肩膀僵硬也有效果。

彎曲手臂時，所產生的橫紋的外側邊緣

調整荷爾蒙平衡

調整女性荷爾蒙平衡，預防身心不適症狀。

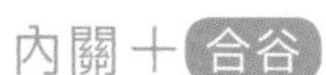

內關＋合谷

內關穴能調整自律神經以及穩定荷爾蒙平衡。也具有舒緩的效果。

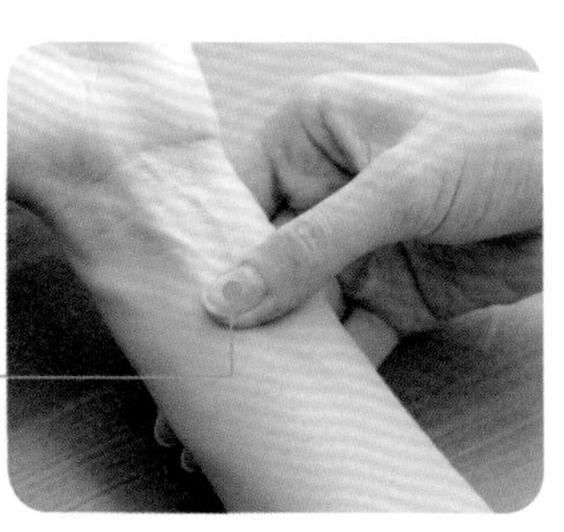

距離手掌手腕交界處的橫紋約3指寬的位置

推薦精油

- 檀香…2滴
- 蘋果天竺葵…2滴

（1％濃度）

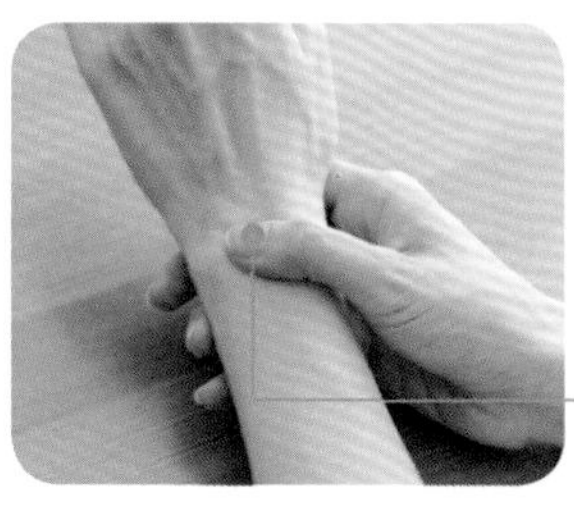

陽池

除了荷爾蒙平衡之外，對於促進手腳血液循環也有效。也推薦給虛冷體質者。

翹起手腕時產生突起之間的凹陷處

虛冷症

推薦給總是手腳冰冷的人。從平時就加以刺激，預防虛冷體質。

勞宮

可調整自律神經，提高代謝。同時也是可消除疲勞的穴道。

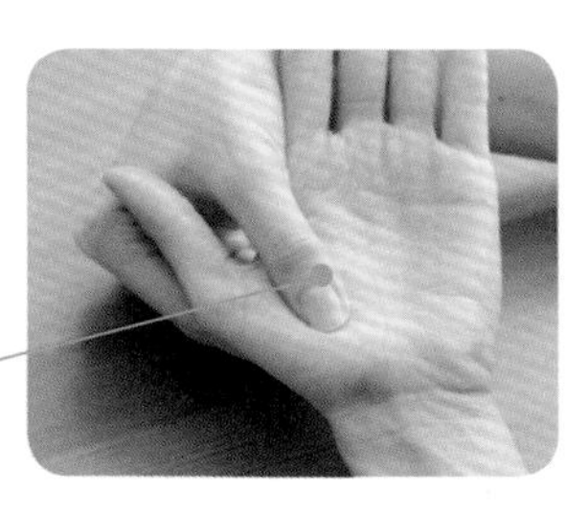

手掌中央附近。握拳時中指會碰到的位置

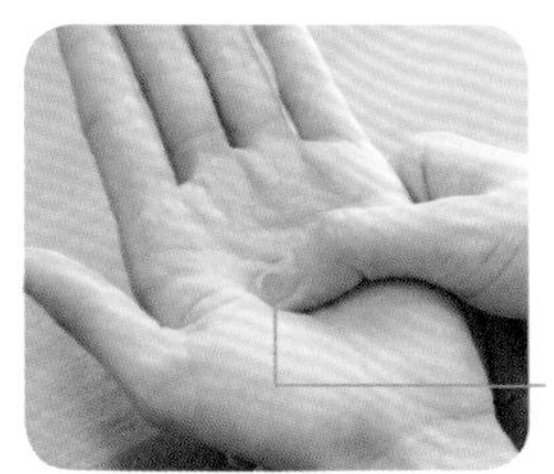

手心

可影響自律神經，讓人湧現力量的穴道。

手掌中央的凹陷處

推薦精油

- 四萬十薑…2滴
- 乳香…2滴

（1％濃度）

足部按摩

7分鐘完成！自我按摩

為了不將今日沉重雙足的疲憊感帶到明日，推薦的對策是精油按摩。在泡澡後等的放鬆時光，以帶有喜愛香氣的油進行按摩，無論是疲憊或倦怠都能一掃而空。

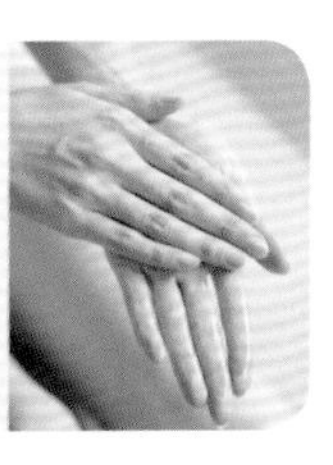

手掌抹上按摩精油，以手溫使其融合。

全步驟 X 各3次

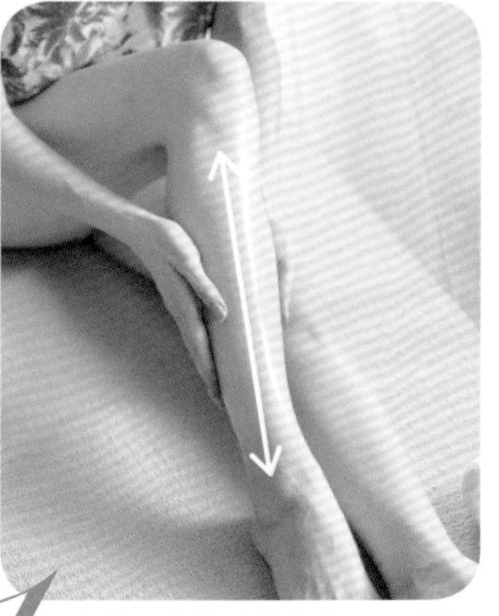

1 以雙手從膝下到腳踝，一面摩擦一面塗抹按摩油。

2 輕擦膝蓋四周。接著以拇指輕輕按壓。

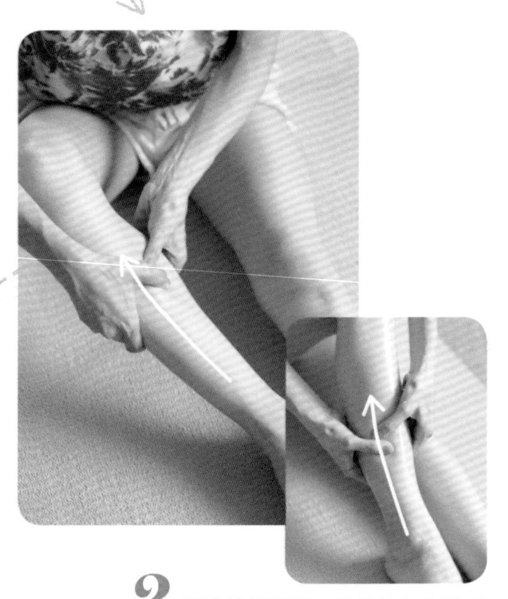

3 從腳踝朝膝蓋，慢慢地向上按壓小腿中央外側和內側。

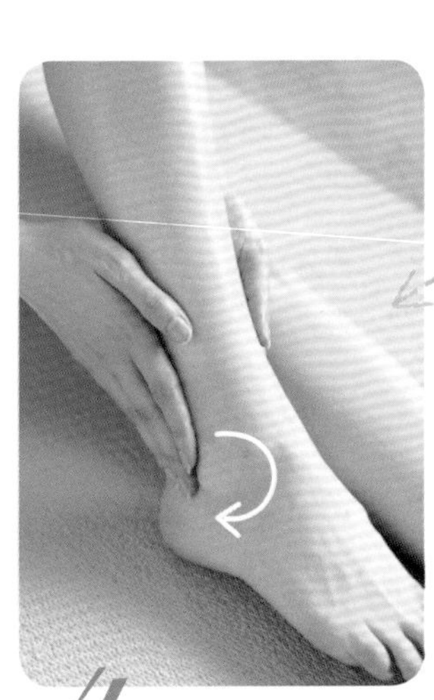

4 以雙手摩擦腳踝四周。

摩擦腳趾連接處。

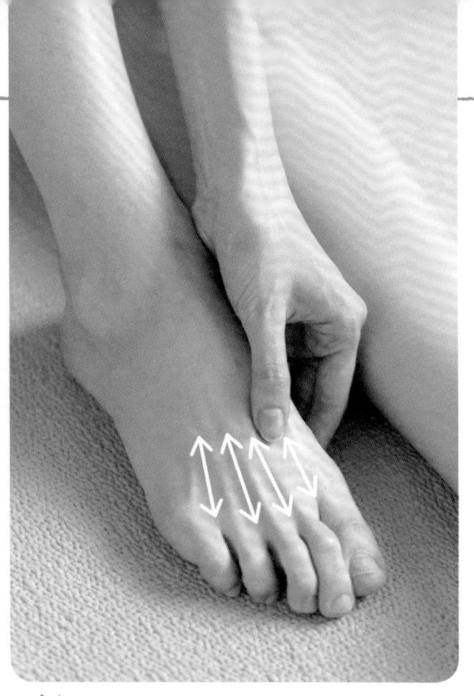

5 以拇趾趾腹，來回摩擦蹠骨（前腳掌）之間的 4 處。

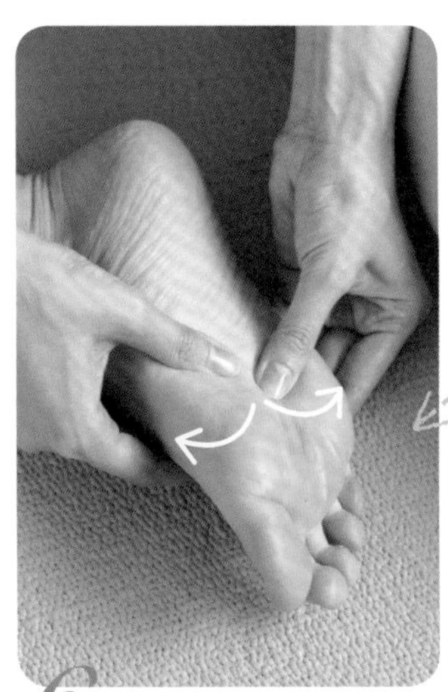

6 施力按壓推開腳底。

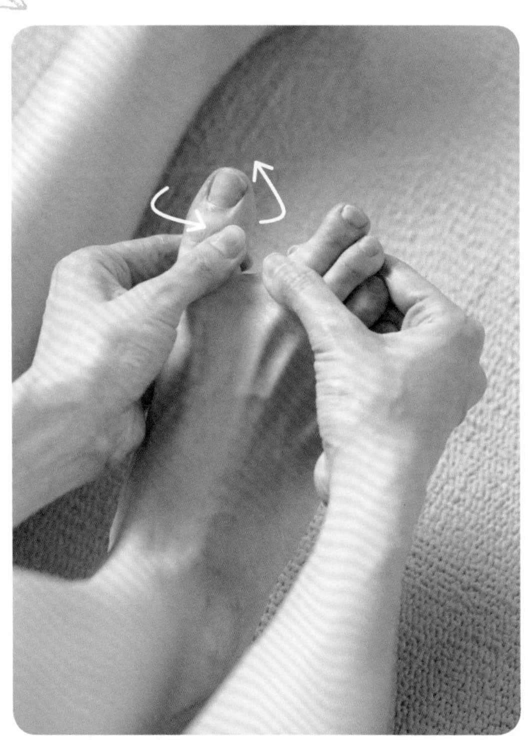

7 從拇趾起依序抓住腳趾根部，左右前後拉開。接下來，往左右各旋轉 3 次。

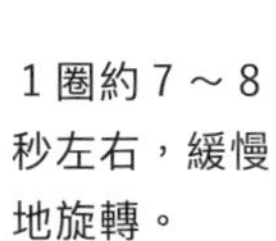

1 圈約 7 ～ 8 秒左右，緩慢地旋轉。

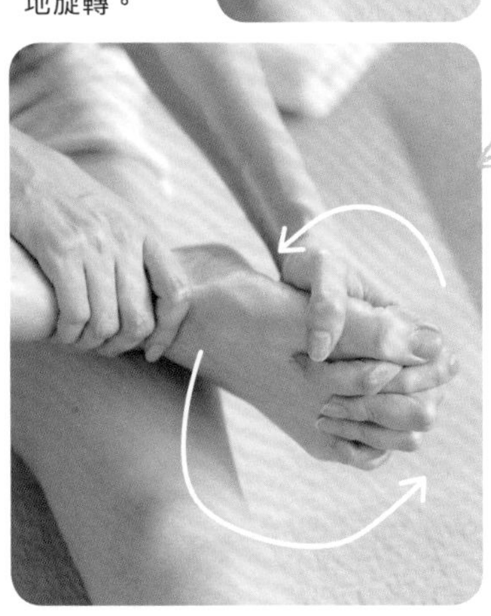

8 將腳趾和手指如握手般緊緊交握，之後放鬆力道，保持交握旋轉腳踝。

更加提昇腿部按摩效果

在中醫學來說，循環於身體的能量稱作「精」，使其運轉的則稱作「氣」。調整精氣的通路流動狀況的便是穴道。並且，連接穴道之間的則為「經脈」。搭配精油按摩的話，即可獲得相乘效果。

經脈路徑
～敲打位置與功用～

外側

腓骨小頭

膽經
(支援肝經＋處理身體側面的疼痛)
自腓骨小頭朝向外腳踝的路徑

內側

肝經
(肝・膽機能＋自律神經・荷爾蒙平衡)
位於脛骨平坦位置的中央

腎經
(泌尿器官・生殖系統)
比脾經稍微接近小腿肚的路徑

脛骨

脾經
(消化系統・間接調整呼吸系統)
靠脛骨內側邊緣路徑

背面

膀胱經
(支援腎經＋處理身體背面的疼痛)
從膝蓋裏側到阿基里斯腱的路徑

正面

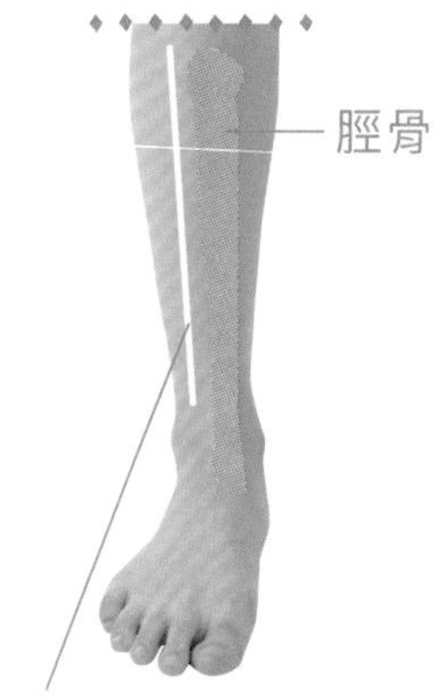

胃經
(支援脾經＋處理身體正面的疼痛)
位於脛骨外側邊緣的路徑

敲打經脈路徑

沿著膝下6條經脈，分別輕敲10秒。藉由施加刺激，提昇經脈對應的內臟機能，便能改善全身精氣循環。

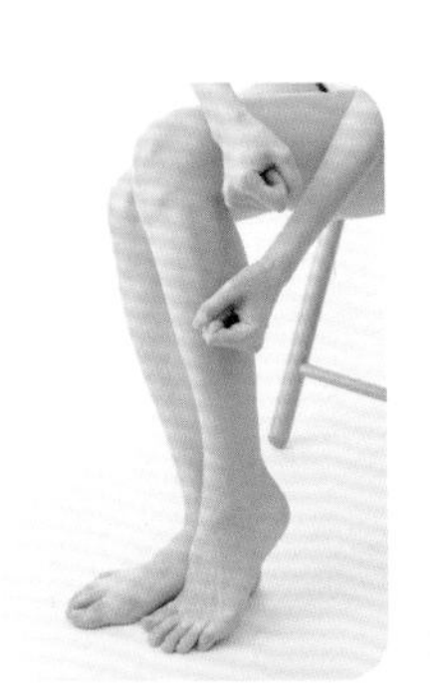

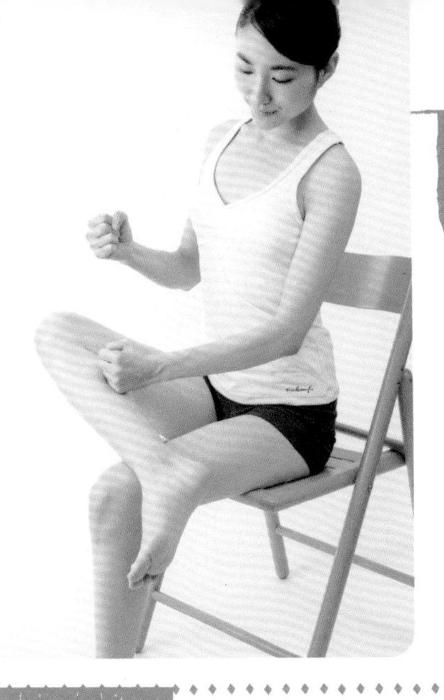

胃經和膽經也可以用放下雙腳的姿勢進行！

敲打經脈的穴道

輕敲可促進血液循環，具有整體活化的效果。

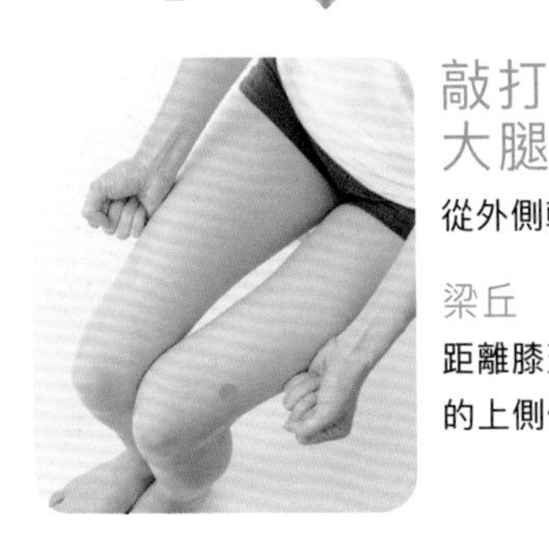

敲打大腿外側

從外側輕敲10秒

梁丘

距離膝蓋骨外側 3 指寬的上側位置(→P.74)

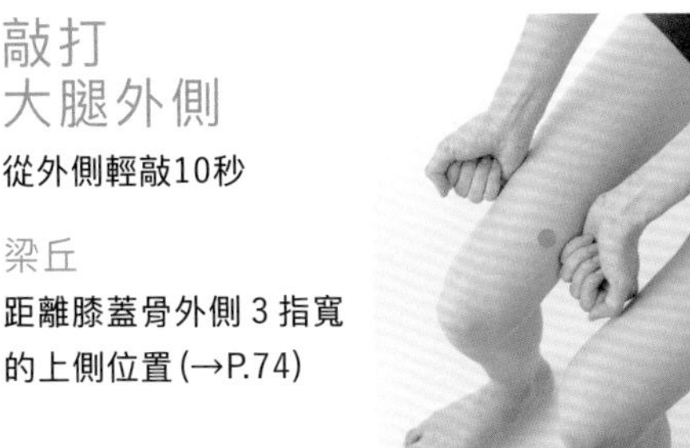

敲打膝蓋上方

從兩側輕敲10秒

血海

距離膝蓋骨內側 3 指寬的上側位置(→P.74)

鼠蹊部運動

左右大腿根部為鼠蹊部。藉由刺激此處，可促進淋巴流動。此外，也可以改善腿部整體的精氣流動。

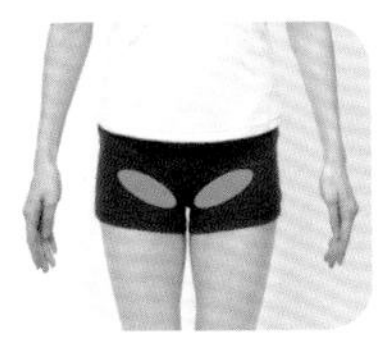

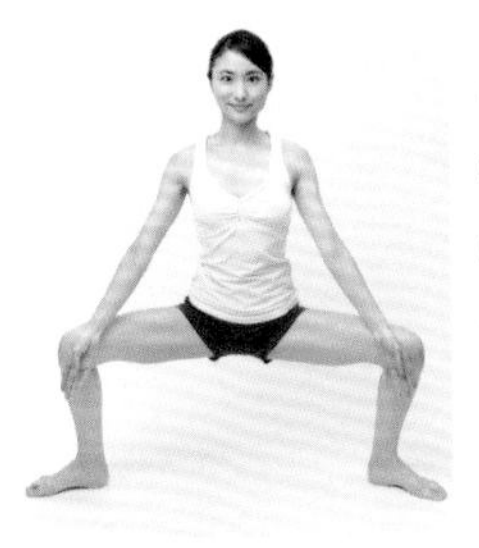

伸展

打開筆直站立的雙腳，將腳尖以不勉強的程度拉開，臀部下降後維持10秒。一面感受鼠蹊部的伸展，同時吐氣。

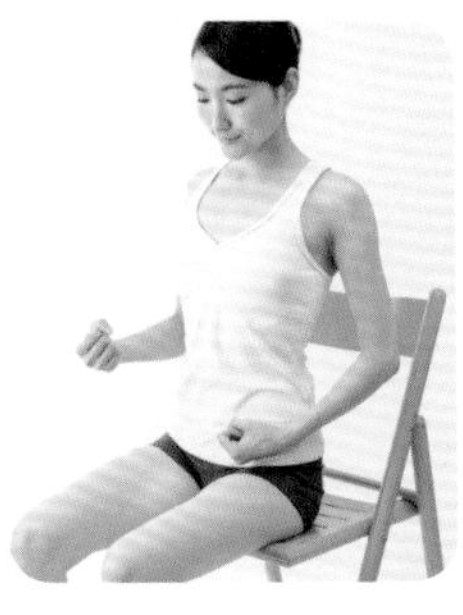

敲打鼠蹊部

坐在椅子上，輕敲鼠蹊部約10秒左右。

對症 足部護理

腳部具有對應全身的穴道。為了調整體質，改善自律神經和荷爾蒙平衡，來刺激腳部穴道吧！

水腫

改善淋巴流動，一天累積的疲勞立即解決。

推薦精油

- 杜松漿果…4滴

（1％濃度）

加強護理

敲打經脈路徑＋敲打鼠蹊部＋伸展鼠蹊部

水泉

促進水分代謝，消除水腫的穴道。

沿著內腳踝與阿基里斯腱之間，終端的位置

膝蓋疼痛

對於因日常生活中的血液循環不良而感到的膝蓋不適，試著按壓膝蓋周圍的穴道吧！

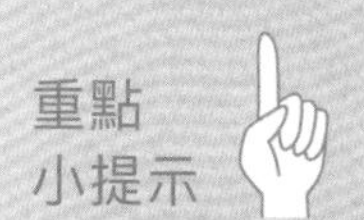

重點小提示

按壓穴道時，深呼吸是很重要的。每次以慢慢吐氣3回的長度做為標準。

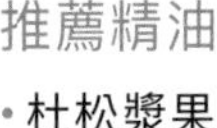

推薦精油

- 杜松漿果…2滴
- 迷迭香…2滴

（1％濃度）

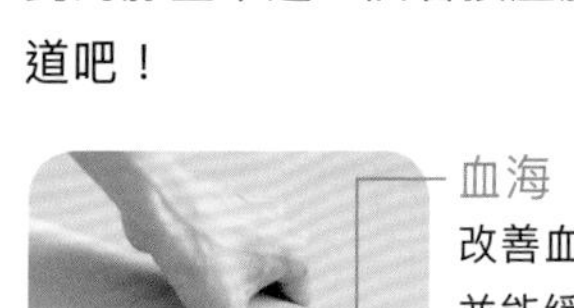

血海

改善血液循環不良，並能緩解疼痛。

距離膝蓋骨內側上方3指寬的位置

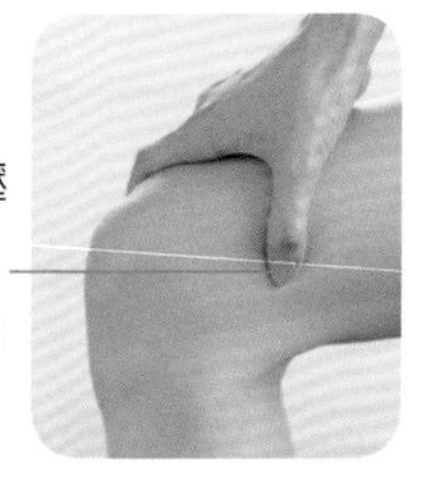

梁丘

由於功用和血海相同，因此2個穴道一起按壓可提昇效果。

距離膝蓋骨外側上方3指寬的位置

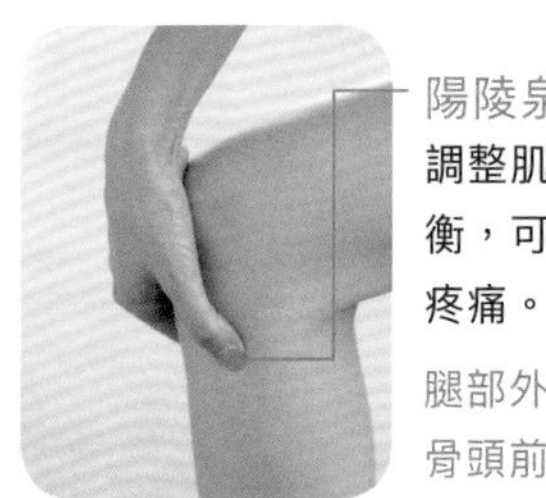

陽陵泉

調整肌肉鬆緊平衡，可解決膝蓋疼痛。

腿部外側凸起的骨頭前側正下方

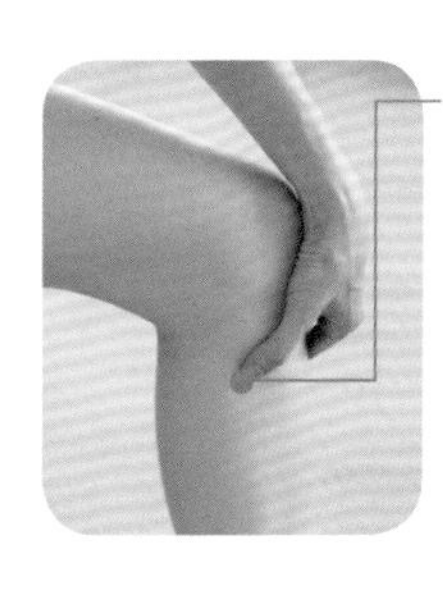

陰陵泉

促進水分和血液循環，可解決膝蓋疼痛。

從脛骨邊緣，由下向上摸索終端的位置

月經不順・更年期障礙

讓紊亂的荷爾蒙回復平衡，使人能夠感到輕鬆。

推薦精油

- 檀香…2滴
- 乳香…2滴

（1％濃度）

三陰交
調整荷爾蒙平衡，可應付因月經不順所引起的寒冷及自律神經失調。

距離內腳踝凸起最高處4指寬的上方骨頭邊緣處

足部護理推薦的精油配方

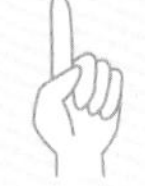

●腳部浮腫
絲柏＋杜松漿果＋葡萄柚
●膝蓋疼痛
真正薰衣草＋迷迭香＋北海道薄荷
●腿部疲勞
真正薰衣草＋馬鬱蘭＋胡椒薄荷

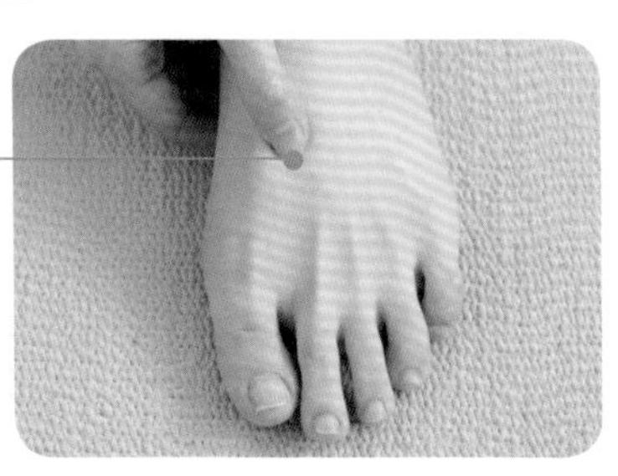

太衝
調整氣血流動，可引導幫助放鬆、重整自律神經。

拇趾和食趾骨頭的交會處

腰痛・肩頸僵硬

對於慢性疼痛，可藉由促進血液循帶來改善效果。

推薦精油

- 迷迭香…2滴
- 肉桂葉…2滴

（1％濃度）

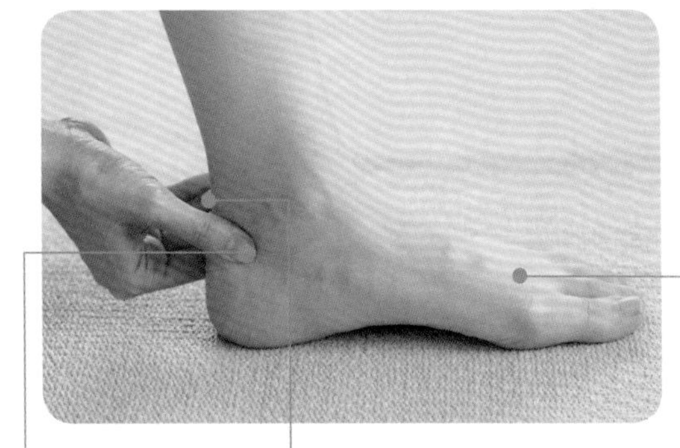

崑崙 ＋ 太谿
崑崙可提昇背部的精氣循環，太谿則有支援崑崙的作用。

崑崙：外腳踝與阿基里斯腱之間的凹陷處
太谿：內腳踝與阿基里斯腱之間的凹陷處

太衝
促進血流，可應付因血液循環不良導致的僵硬。

注意

在此所介紹的穴道護理，一般人都可藉此改善日常生活當中的氣血循環。但因受傷或生病等因素正在接受治療者，以及裝有醫療器具者，由於按壓穴道可能會產生副作用，在施行之前請諮詢醫師。

幫家人和朋友進行手部護理

牽手或握手等，我們能以手與手之間的互動傳達情感。何不以手部護理向重要的人表達心情呢！被舒適的香氣包圍的放鬆時刻是最棒的自在時刻。

準備物品

✦ 按摩油(依對方喜好)

✦ 毛巾2條

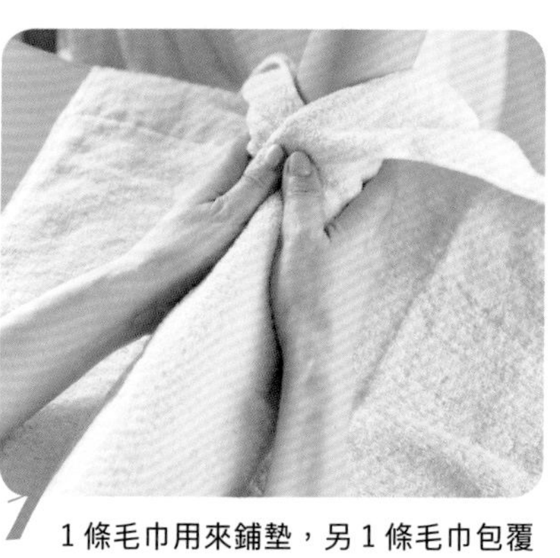

1 1條毛巾用來鋪墊，另1條毛巾包覆手臂，再輕壓手肘到指尖。

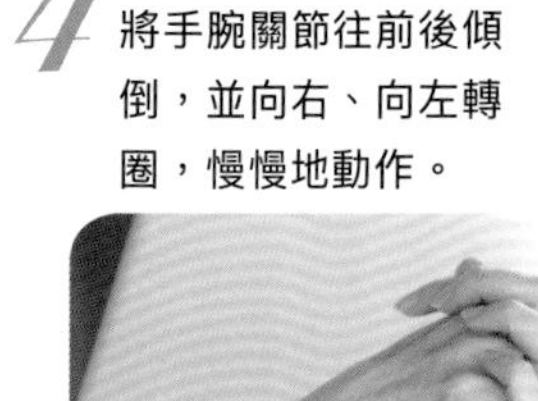

2 以雙手包覆手部，雙方感受彼此的體溫。

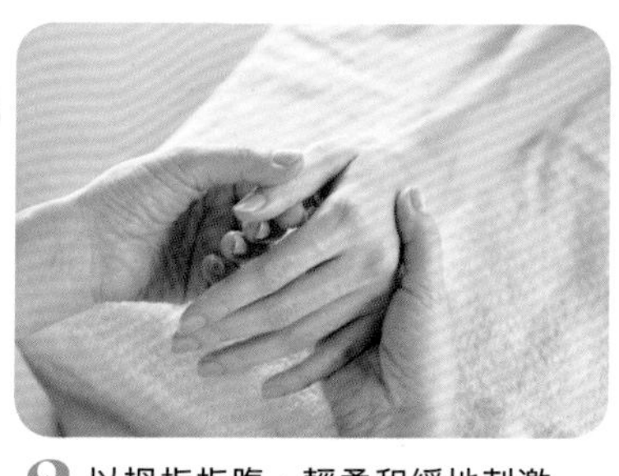

3 以拇指指腹，輕柔和緩地刺激指尖和指關節。

4 將手腕關節往前後傾倒，並向右、向左轉圈，慢慢地動作。

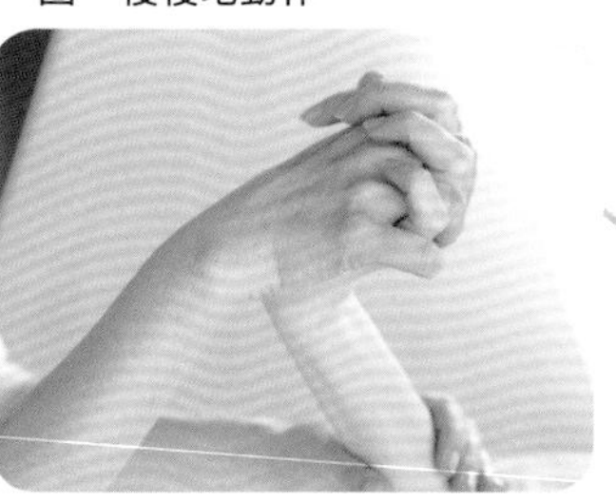

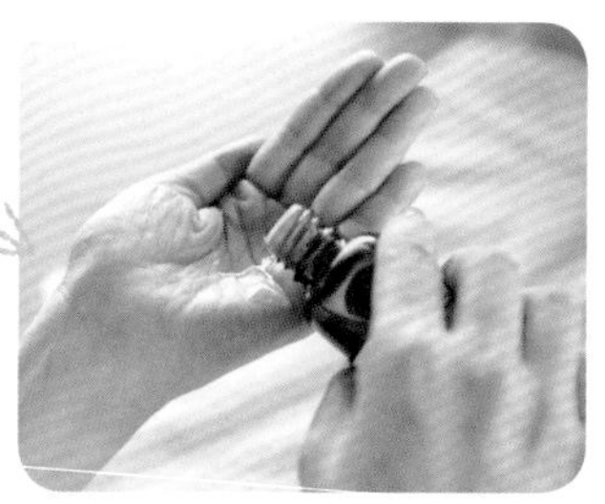

5 手抹按摩精油，以手溫使其融合。

6

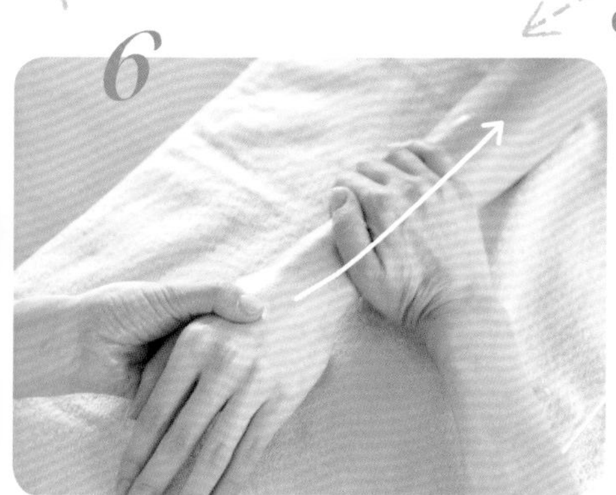

手掌緊貼，將按摩油從手部到手肘抹開，再以右手和左手交互摩擦。

※在按摩期間，一定要留下一隻手支撐對方的手。

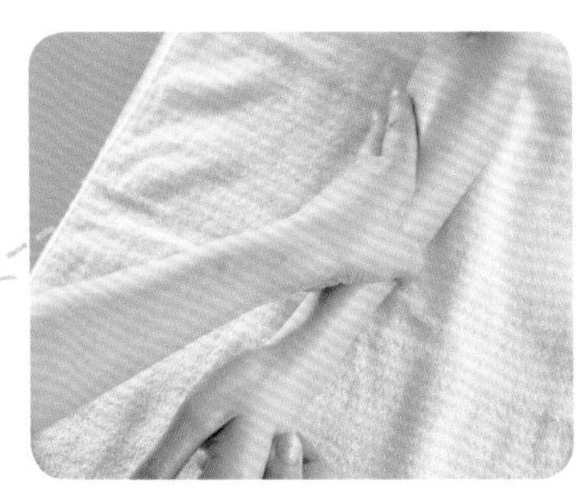

7
將拇指放置在手腕的背側，以拇指指腹輕輕按壓，向上摩擦至手肘。再將整個手掌緊貼，回到手腕處。手部裏側也重複相同動作。

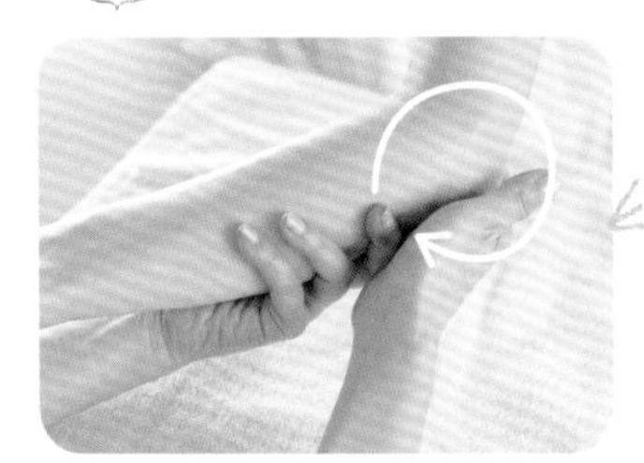

8 以整個手掌包覆手肘，畫圓般地摩擦。

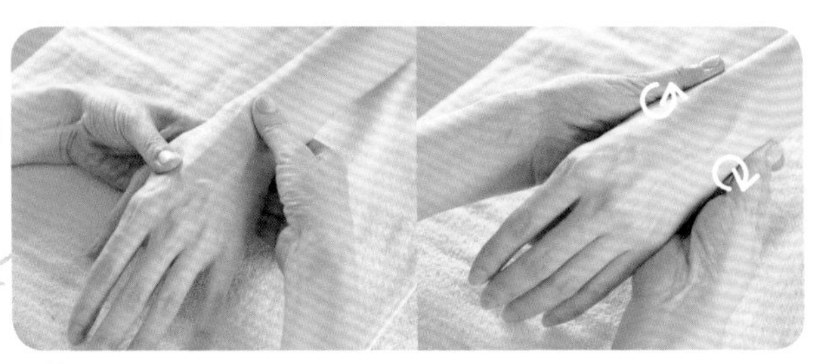

9 以拇指指腹來回摩擦手背側的手腕中央。手腕也以畫圓的方式摩擦。

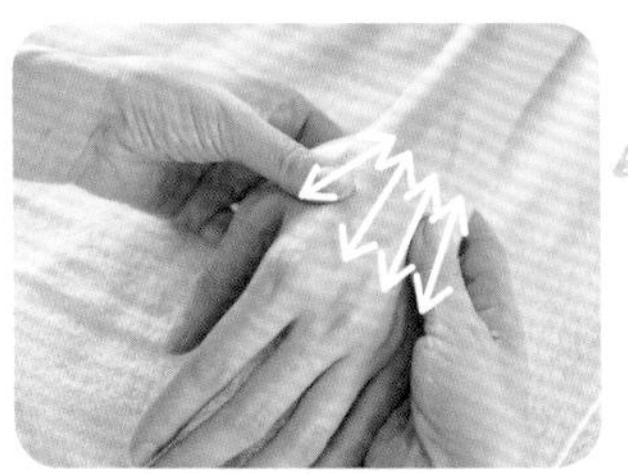

10 以拇指指腹摩擦掌骨間的4處。

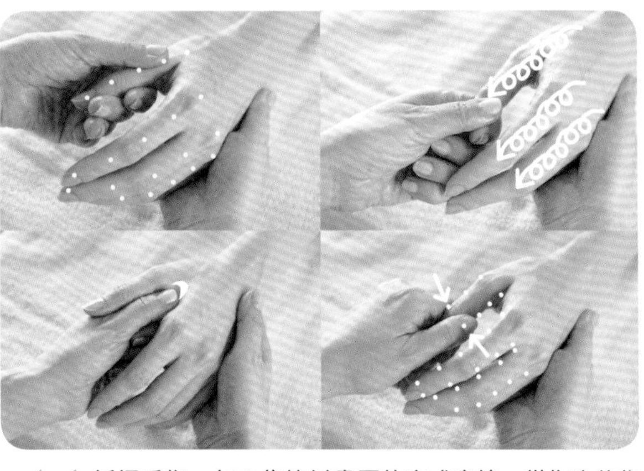

11 抓握手指，每1隻皆以畫圓的方式摩擦。從指尖往指根位置，上下夾住側面各按壓4、5次。輕輕抓住手指縫間拉伸。

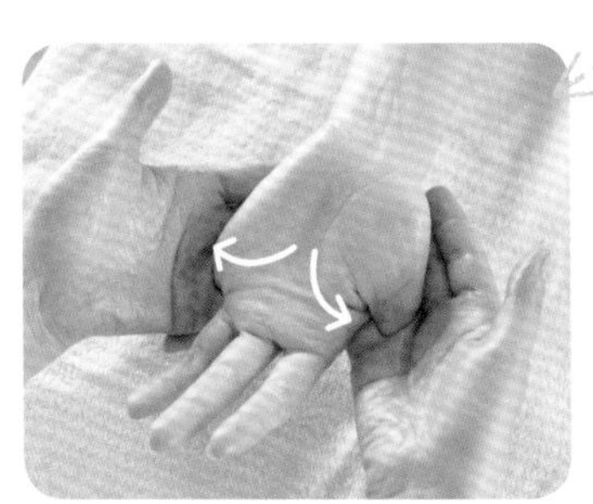

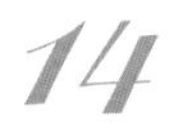

12 手掌朝上，往左右確實推開。

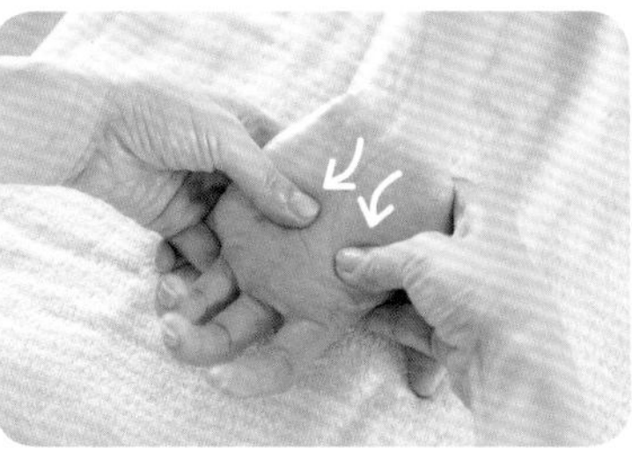

13
以寫「人」字般，以拇指推壓。以像要刺激整個手掌般的感覺來按壓。

14
將手轉回手背側，以起始的相同方式輕擦手部到手肘。最後再一次，以雙手輕輕包覆，從指尖離開。

Lesson3

對症配方集

擊退身心煩惱的精油芳療

精油芳療的效果正嶄露頭角，

也漸於實務醫療之中採用。

「還不到需要去就診的程度，

但想以自我調養的方式簡單地緩解」

針對這種情況推薦使用的配方，

將依照症狀分類記載。

除了解決自身的問題，

也請活用於家人的健康保養上。

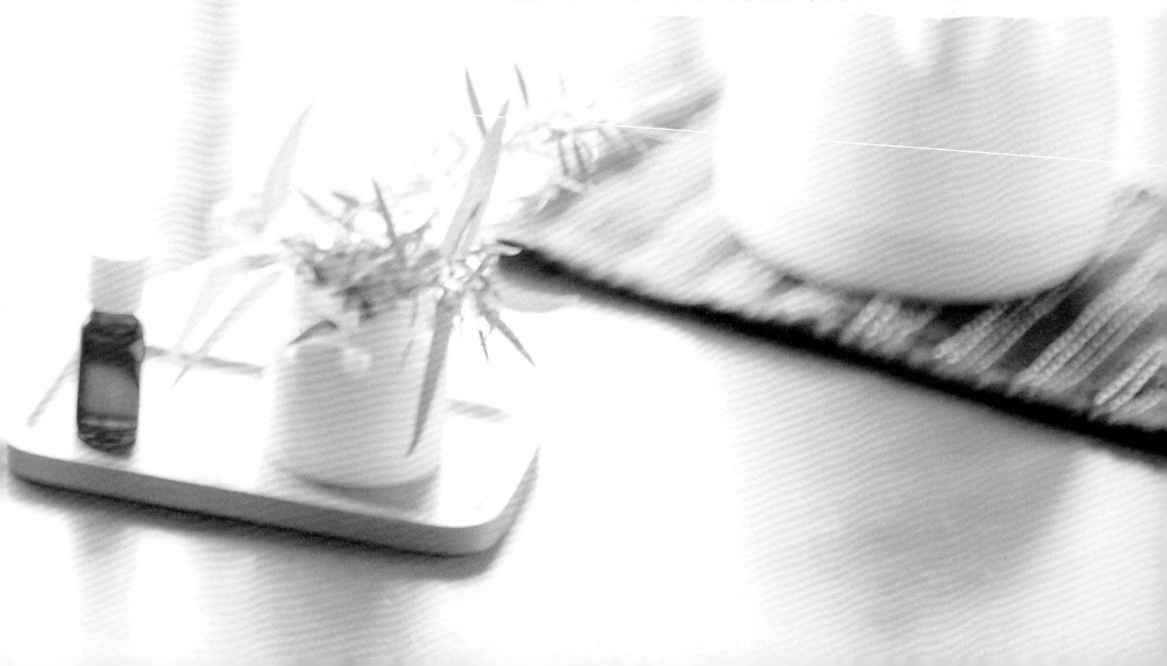

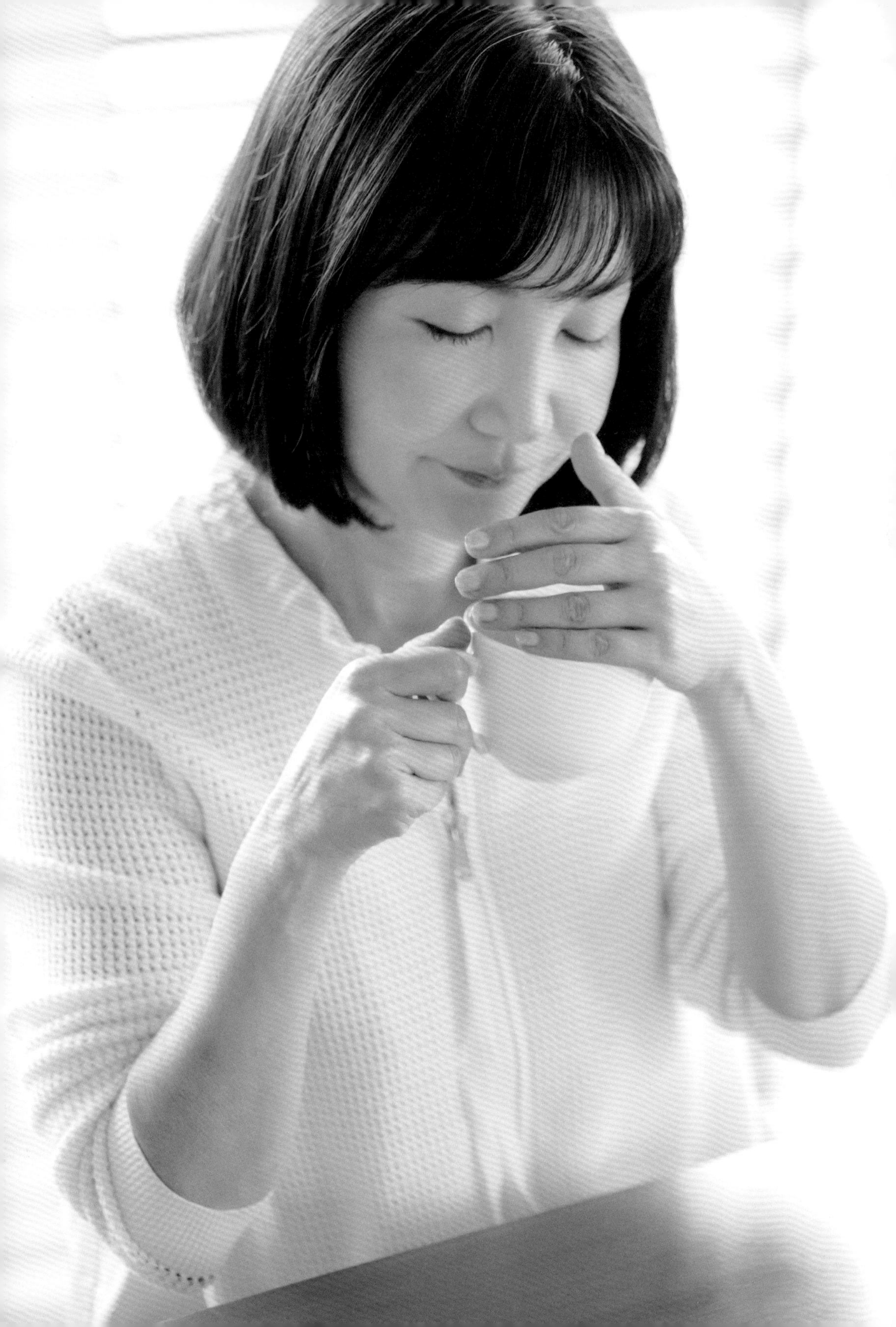

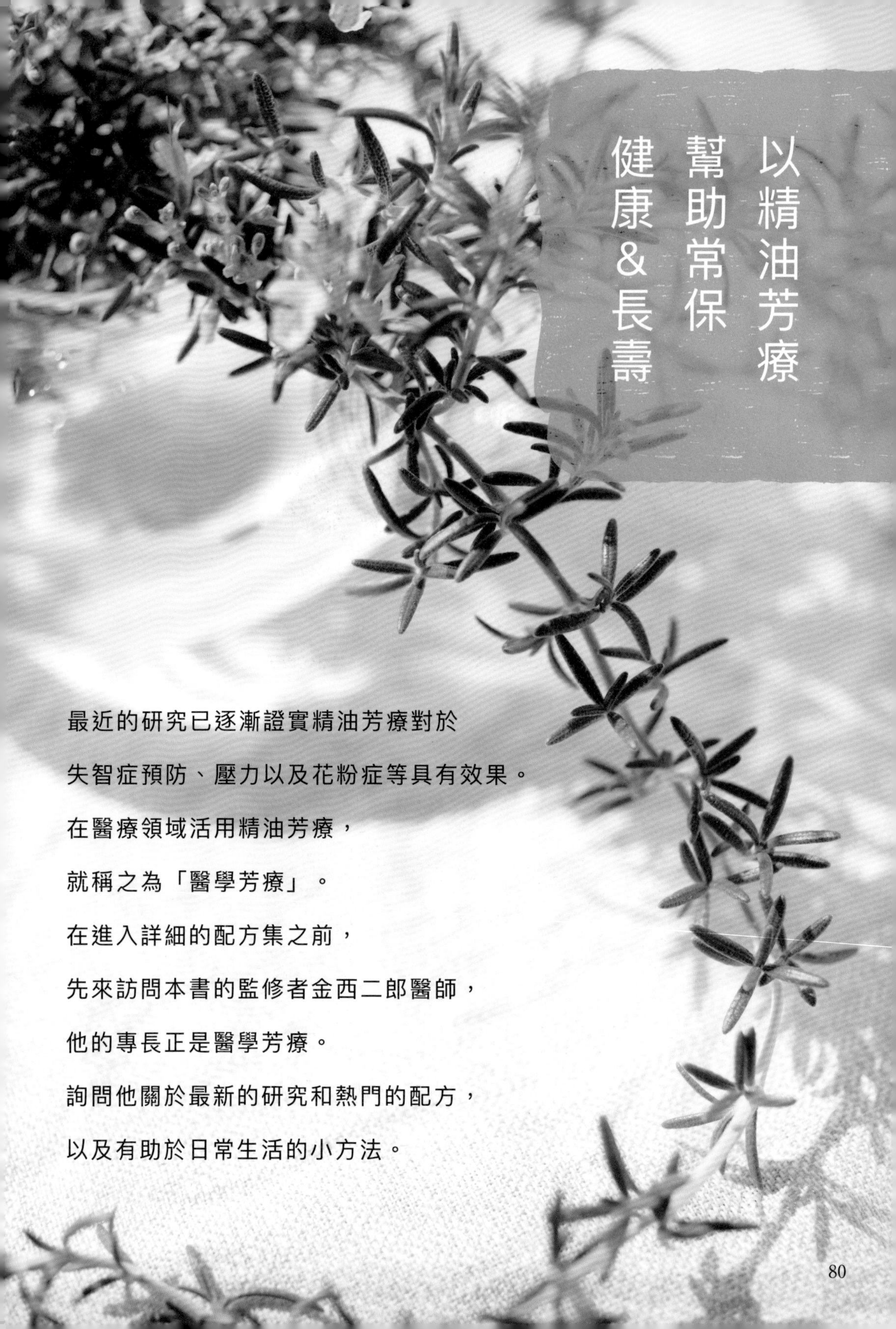

以精油芳療幫助常保健康&長壽

最近的研究已逐漸證實精油芳療對於
失智症預防、壓力以及花粉症等具有效果。
在醫療領域活用精油芳療，
就稱之為「醫學芳療」。
在進入詳細的配方集之前，
先來訪問本書的監修者金西二郎醫師，
他的專長正是醫學芳療。
詢問他關於最新的研究和熱門的配方，
以及有助於日常生活的小方法。

利用精油芳療預防失智症

嗅聞熟悉的香氣

精油芳療應用在各種疾病上，研究也同時持續著，然而最近受到注目的是名為「以精油芳療預防及改善失智症」的這項研究。

原本就已證實藉由使用精油芳療，可改善失智症症狀。在這種情況下，普遍認為使用患者所熟悉的香味較佳。例如柑橘類、胡椒薄荷和真正薰衣草等的香氣。

下面將介紹由鳥取大學醫學部的浦上克哉教授團隊所進行的相關研究。

使用的精油區分日用及夜用

讓包含阿茲海默症患者的28名高齡民眾，在兩個時間點以擴香儀薰香，分別是於9點到11點使用2小時的日用精油（樟腦迷迭香2滴和檸檬1滴的複方精油）；以及於19點30分到21點30分時使用夜用精油（真正薰衣草2滴和甜橙1滴的複方精油）。這群包含輕到中度阿茲海默症患者的人們當中，之後呈現出明顯的改善。

早上起床時嗅聞清爽具刺激性的香氣；夜晚就寢時則嗅聞放鬆的香氣，以此帶來收縮舒張的規律。此外，早上使用能促進血液循環的迷迭香以活化腦部；晚上則使用真正薰衣草以獲得優質睡眠，被認為與預防失智症有極大的關聯性。

預防失智症配方（薰香）
（浦上克哉教授團隊研發）

日用	樟腦迷迭香…2滴 ＋ 檸檬…1滴
夜用	真正薰衣草…2滴 ＋ 甜橙…1滴

＊同名精油也有分成數種不同種類。根據浦上教授表示，在迷迭香中的「樟腦迷迭香」、薰衣草之中的「真正薰衣草」、柳橙之中的「甜橙」最具有預防及改善失智症的效果。

以芳療擊退煩惱症狀！

壓力
睡眠障礙
花粉症

利用按摩＋精油香氣減輕壓力

除了失智症，目前熱門的研究還有精油的抗焦慮作用。

許多精油都含有抗焦慮、鎮靜及抗憂鬱等減輕壓力的作用。並且搭配芳療進行的按摩還兼具放鬆的效果，因此精油＋按摩的作用，被認為能夠有效率地紓解壓力。

實際上，在我們的實驗當中也證實施行5分鐘的足浴和30分鐘的精油按摩，具有緩解不安的效果。

精油按摩對於有效改善壓力所造成的各種疾病，被認為有極高的可能性。

此實驗當中所使用的精油是真正薰衣草、馬鬱蘭及絲柏的複方精油，再以甜杏仁油稀釋成按摩油。

不過，天竺葵、桔、柳橙及羅馬洋甘菊也同樣具有放鬆效果，因此選用自己偏好的香氣即可。

抗焦慮的配方

真正薰衣草…3滴
馬鬱蘭…2滴
絲柏…1滴
＋
甜杏仁油…30ml

睡眠障礙就用真正薰衣草薰香

最近常聽到「睡眠債」的說法。每天的睡眠不足被認為與重大疾病的產生有所關聯。

經許多研究者認證，精油芳療對於調理失眠和睡眠障礙能發揮作用。而最具代表性的香氣，則首推真正薰衣草。

在某個實驗當中，藉由讓失眠症患者連續1週，每晚吸入真正薰衣草香氛，睡眠品質就有明顯的改善，並且在其他實驗裡，也出現因真正薰衣草的薰香而減少服用的安眠藥劑量這一類的報告。

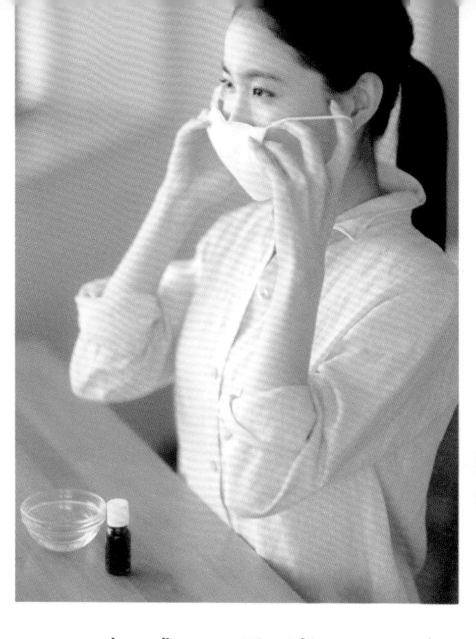

將能對抗花粉症的精油滴在紗布上，夾入口罩之內。

除了真正薰衣草，羅馬洋甘菊、檀香與橙花等精油也能鎮靜神經、促進安眠。從中選擇能讓自己放鬆的香氣吧！

安眠配方

真正薰衣草…1～3滴

可緩解花粉症各種症狀的尤加利

除此之外，精油芳療也被廣泛運用在花粉症等過敏症，及更年期障礙等相關症狀上。

花粉症的話，可將尤加利或五脈白千層等精油滴在紗布上，避免直接接觸皮膚，再夾入紗布口罩之中，嗅聞香氣便可舒緩症狀。

也有不少精油具有調整荷爾蒙的作用，因此只要善加利用，對於生理期不順和更年期障礙等所伴隨而來的各種身體毛病也能發揮改善的效果。

但是，孕婦在使用時，則需要與醫師好好諮詢溝通之後再配合使用。

花粉症應對配方

藍膠尤加利…1滴

或是

茶樹…1滴

或是

五脈白千層…1滴

慢性疾病或看護方面都不可或缺
精油芳療是高齡化社會的必需品

在今西醫生擔任院長的明治國際醫療大學附屬整合醫療中心的案例中，要向大家介紹實際使用並有所改善的醫學芳療實例。

案例1

讓女性糖尿病患徹底擺脫雙腳浮腫！

某位女性糖尿病患者當時正施打胰島素。

致使她在短時間內便超過了相對身高的適當體重，攀升到60kg以上，但自前年糖尿病確診之後，她便採用飲食療法和運動等方式改善生活，成功將體重減至43kg。

然而由於水腫使得下半身與上半身相比顯得肥胖，粗壯的雙腿使她煩惱不已。故來到本院，尋求是否可使用精油按摩以減輕水腫。

由於迷迭香具有促進血液循環以及收斂作用；蘋果天竺葵則有利尿及促進血液循環的效果；柳橙則預期能帶來鎮靜功效，故以荷荷芭油稀釋這些精油。以下列配方製作成1％濃度的按摩油進行雙腳按摩，結果水腫獲得了明顯的改善，同時患者本身也感受到腳部為之一輕。

無法到院的期間，也在家中積極地進行自我按摩，2個月之後，就因為能自信地穿上裙子而感到欣喜。

腿部輕盈配方

迷迭香…1滴
蘋果天竺葵…1滴
柳橙…2滴
＋
荷荷芭油…20ml

★正在養病者，請在充分諮詢專業醫師的前提之下，進行精油芳療。

案例2
減輕臥床父親的老人性皮膚搔癢症

由於臥床中的父親抱怨皮膚嚴重乾燥及搔癢，甚至影響到睡眠，因此前來諮詢。

於是指導他將真正薰衣草和茶樹精油加入30mg無香料保濕乳液之中，製作出塗抹用乳霜。每天塗抹在嚴重乾燥的部位，不但減輕乾燥也兼具芳香功效，亦改善了睡眠品質。

照護者也因使用芳香的乳霜一面按摩一面塗抹，獲得放鬆的效果，同時對於親子溝通交流也很有幫助。

老人性皮膚搔癢症舒緩配方

真正薰衣草…4滴
茶樹…2滴
＋
市售的無香料保濕乳液…30mg

案例3
緩解因辛苦看護丈夫所產生的壓力

曾有一名70多歲的女性表示因長期看護先生的疲勞導致壓力累積，夜晚也無法入眠。為了達到放鬆，使用能讓精神恢復活力的柳橙，並為了舒緩肩頸肌肉的緊繃，使用將真正薰衣草和馬鬱蘭以甜杏仁油稀釋的按摩油進行上半身按摩。

接受治療當天，身體就變得放鬆也容易入睡。此外，在按摩時因有能夠傾訴的對象，亦可幫助減輕壓力，也被當作進行治療的額外誘因。

消除壓力配方

柳橙…2滴
真正薰衣草…2滴
馬鬱蘭…1滴
＋
甜杏仁油…25ml

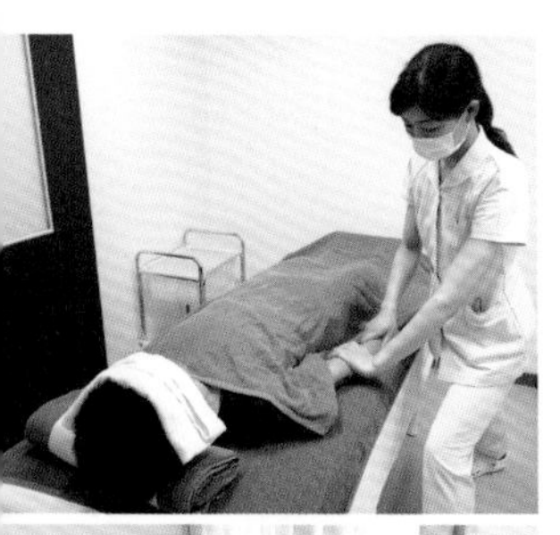

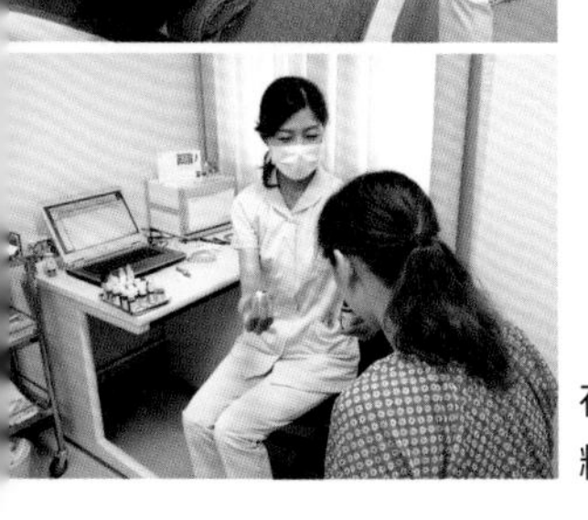

在綜合醫療中心進行精油芳療時的情形。

善用精油芳療的訣竅

如何選擇精油芳療的醫療機構

在日本使用精油芳療的醫療機構正在增加中。

但這類型的醫院並非全部隸屬於學會等組織或團體，有提供進行精油芳療的醫院或診所，要取得完整的資訊沒那麼方便。使用精油芳療的醫療機構，大部分都會註明於網頁之中。在搜尋欄中輸入「精油芳療」、「診所」與「醫院」等關鍵字尋找是最迅速的。

長久持續的秘訣是探索複方

初學者想要將精油芳療融入日常生活之中時，建議不只使用1種精油，而是調合數種精油來使用。因為若是只用1種的話，會容易對香味感到疲乏，無法長時間持續。一開始最好根據用途，準備多種喜好香味的精油。

雖然推薦使用100％天然精油，但由於沒有添加防腐劑，成分會隨著時間劣化。幾乎所有精油在開瓶後1年內劣化，柑橘類更為迅速，因此半年內就必須用完。

因此購買2～3種小份量裝的比較好。

若覺得調合複方太費事，可一開始就購買複方精油。

務必事先做過敏測試

在進行精油芳療之前，請務必進行過敏測試（參考P．42）。只是，就算是通過過敏測試的精油也有可能在使用時膚質突然發生異狀，一抹上皮膚就發紅。

當皮膚變紅或是產生異樣感時，請立即停止使用。

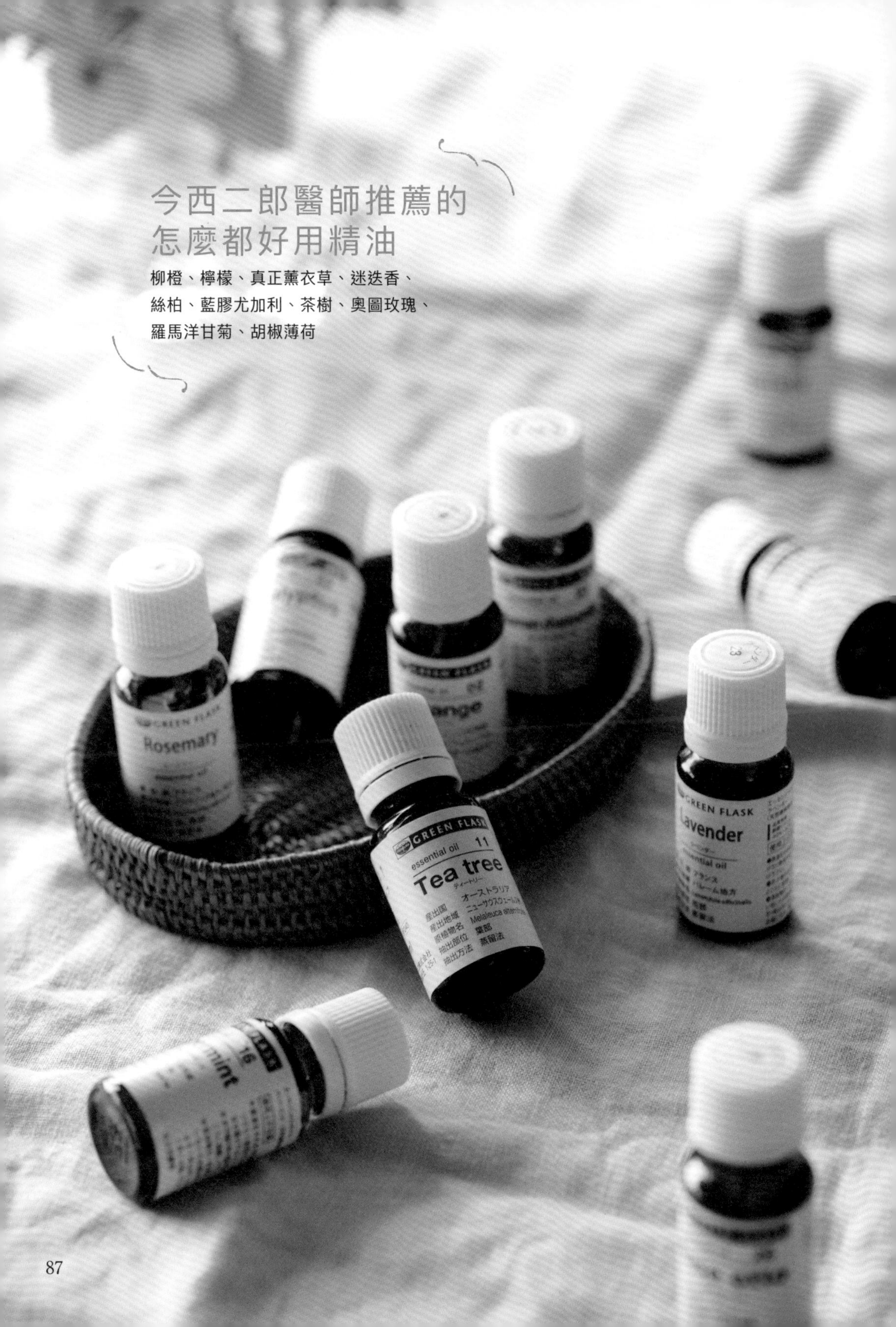

今西二郎醫師推薦的怎麼都好用精油

柳橙、檸檬、真正薰衣草、迷迭香、絲柏、藍膠尤加利、茶樹、奧圖玫瑰、羅馬洋甘菊、胡椒薄荷

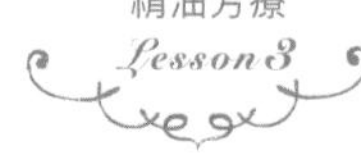

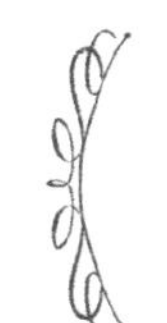

感冒

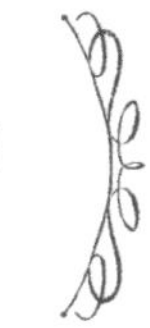

擊退病毒

感冒是由多種病毒所引起的發燒、打噴嚏、咳嗽、流鼻水及喉嚨痛等症狀。精油芳療對於初期症狀特別有效。具有抗菌作用的茶樹和藍膠尤加利，可抑制侵入體內的病毒，乳香和青森羅漢柏則能夠鎮靜發炎。

此外，累積疲勞的時候也容易感冒。好好休息以回復免疫力非常重要。具有鎮靜作用的真正薰衣草有助於回復身體狀況。

按摩

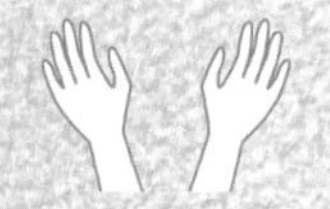

✦ 配方
- 茶樹…1滴
- 真正薰衣草…1滴

＋
- 基底油…10ml

作法
---> 參考P.30
將精油與喜愛的基底油混合，按摩胸部和喉嚨。

薰香

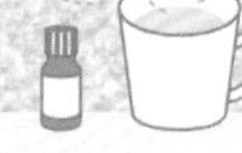

✦ 配方1
- 藍膠尤加利…1滴
- 乳香…1滴

✦ 配方2
- 藍膠尤加利…1滴
- 柳橙…1滴

作法
---> 參考P.23
在裝有熱水的馬克杯中加入精油，吸入蒸氣。

足浴

✦ 配方1
- 茶樹…1滴
- 青森羅漢柏…1滴

✦ 配方2
- 乳香…1滴
- 苦橙葉…1滴
- 檀香…1滴

作法
---> 參考P.29
在裝有熱水的臉盆中加入精油，充分攪拌均勻之後浸泡雙腳(10～15分鐘)。

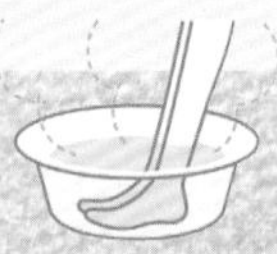

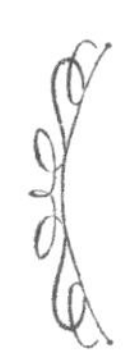

咳嗽・喉嚨痛

緩解疼痛

咳嗽及喉嚨痛是支氣管發炎的警訊。這個時候，藉由保護黏膜組織，讓痰容易乾淨地排出，便能夠緩和症狀。將具有抗菌及化痰作用的茶樹、藍膠尤加利和五脈白千層，搭配上可鎮靜發炎的北海道冷杉和乳香使用。

此外，能夠消除累積疲勞的羅馬洋甘菊可提昇免疫力。

吸入法即使用量少也能夠滲透到喉嚨深處，也因此容易感受到效果。

按摩

✦ 配方1
- 羅馬洋甘菊…1滴
- 茶樹…1滴
- 苦橙葉…1滴

＋
- 基底油…15ml

✦ 配方2
- 沉香醇百里香…1滴
- 乳香…1滴

＋
- 基底油…10ml

✦ 配方3
- 五脈白千層…1滴
- 藍膠尤加利…1滴

＋
- 基底油…10ml

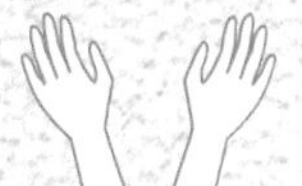

作法 ---> 參考P.30

將精油與喜愛的基底油混合，按摩胸部和喉嚨。

薰香

✦ 配方1
- 北海道冷杉…1滴
- 五脈白千層…1滴
- 柳橙…1滴

✦ 配方2
- 藍膠尤加利…1滴
- 胡椒薄荷…1滴

✦ 配方3
- 樟樹…1滴

✦ 配方4
- 安息香…1滴
- 檀香…1滴

❗ 若突然吸入一大口可能會引起咳嗽。特別是胡椒薄荷，因為刺激性較強，需要多加注意。

❗ 樟樹請選擇使用含有較多沉香醇的種類。

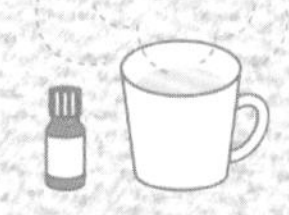

作法 ---> 參考P.23

在裝有熱水的馬克杯中加入精油，吸入蒸氣。

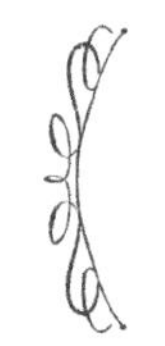

花粉症

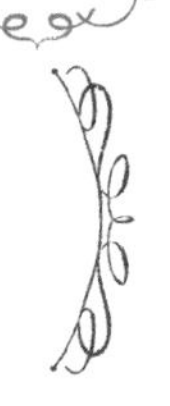

鎮靜發炎，提昇免疫力

我們人體之中，免疫系統會攻擊入侵體內的病毒和異物以保護身體。當這種過敏反應過度，連對無害物質都產生反應就是花粉症。活用能改善打噴嚏、流鼻水和眼睛癢等症狀，同時還可以調整自律神經的精油芳療吧！

具有抗菌作用的茶樹和青森羅漢柏亦可活化免疫機能。也很推薦能改善流鼻水跟溢淚，具抗發炎效果的胡椒薄荷、北海道薄荷以及絲柏。

薰香

若突然吸入一大口可能會引起咳嗽。特別是胡椒薄荷，因為刺激性較強，需要多加注意。

✦ 配方1
- 胡椒薄荷…1滴
- 絲柏…1滴

✦ 配方2
- 五脈白千層…1滴
- 青森羅漢柏…1滴

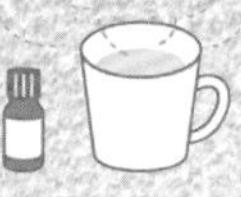

✦ 配方3
- 藍膠尤加利…1滴
- 檸檬…1滴
- 胡椒薄荷…1滴

作法 ---> 參考P.23
在裝有熱水的馬克杯中加入精油，吸入蒸氣。

熱敷

✦ 配方1
- 胡椒薄荷…1滴
- 迷迭香…1滴

✦ 配方2
- 茶樹…1滴
- 羅馬洋甘菊…1滴
- 藍膠尤加利…1滴

作法 ---> 參考P.25
在裝有熱水的臉盆中加入精油，將毛巾浸泡其中。扭乾後敷在頸部。

手浴

✦ 配方1
- 北海道薄荷…1滴
- 古巴香脂…1滴

✦ 配方2
- 胡椒薄荷…1滴
- 藍膠尤加利…1滴

作法
---> 參考P.28
在裝有熱水的臉盆中加入精油，充分攪拌均勻之後再浸泡雙手（約10～15分鐘）。

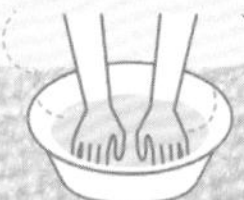

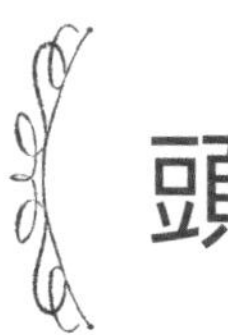

頭痛

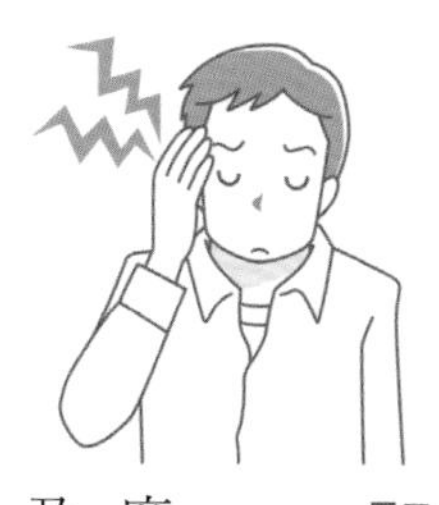

舒緩肌肉緊繃

頭痛的主要成因有過度用眼所產生的疲勞，以及長期姿勢不良所導致的肌肉緊繃。就讓我們來改善後腦杓的刺痛感和頸部四周的僵硬吧！

真正薰衣草和馬鬱蘭能舒緩臉部和頸部肌肉以減輕疼痛。

此外，樟樹、佛手柑和乳香不但能藉由影響情緒來減輕壓力，還能促進血液循環。是具加乘效果的精油組合。

薰香

❗ 樟樹請選擇使用含有較多沉香醇的種類。

✦ 配方
- 樟樹…1滴
- 佛手柑…1滴

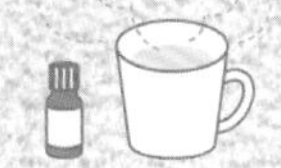

作法
---> 參考P.23
在裝有熱水的馬克杯中加入精油，吸入蒸氣。

熱敷

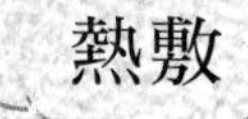

✦ 配方
- 真正薰衣草…1滴
- 北海道薄荷…1滴

作法 ---> 參考P.25
在裝有熱水的臉盆中加入精油，將毛巾浸泡其中。扭乾後敷在脖子後方。

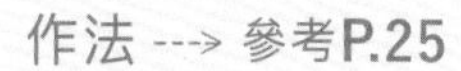

按摩

✦ 配方 1
- 真正薰衣草…1滴
- 馬鬱蘭…1滴

＋

- 基底油…10ml

✦ 配方 2
- 玫瑰草…1滴
- 乳香…1滴

＋

- 基底油…10ml

作法 ---> 參考P.30
將精油加入喜愛的基底油混合，按摩後腦杓和後頸部。

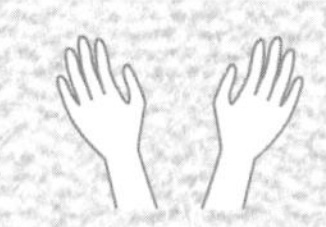

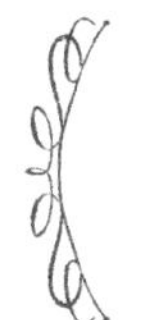

肩膀僵硬

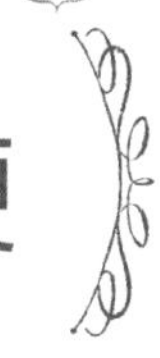

加溫以增強血液循環

長時間持續不良的姿勢，會導致肌肉僵硬並讓血液循環變差。致使肌肉裡的氧氣難以循環，因而導致疲勞物質和致痛物質累積。

要防止慢性化，不讓肌肉緊繃長期化是很重要的。柳橙的舒緩作用搭配上真正薰衣草的止痛功能相當有效。建議使用能促進血液循環的精油泡澡，以及能揉開肌肉、緩解緊繃的按摩。

按摩

✦ 配方 1
- 迷迭香…2滴
- 柳橙…1滴

＋

- 基底油…15ml

✦ 配方 2
- 馬鬱蘭…1滴
- 羅馬洋甘菊…1滴
- 真正薰衣草…2滴

＋

- 基底油…20ml

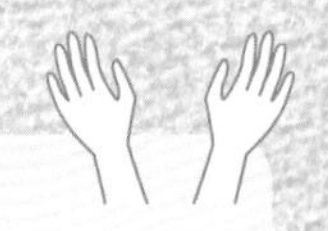

作法 ---> 參考P.30
將精油與喜愛的基底油混合，按摩肩部。

精油泡澡

✦ 配方 1
- 日本黑文字釣樟…2滴
- 檸檬香茅…2滴

✦ 配方 2
- 柳橙…1滴
- 北海道冷杉…2滴
- 乳香…1滴

✦ 配方 3
- 柳橙…1滴
- 真正薰衣草…3滴

作法 ---> 參考P.26
在40℃左右的熱水中加入精油，充分攪拌均勻後沐浴。

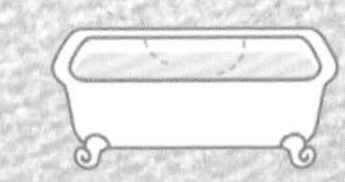

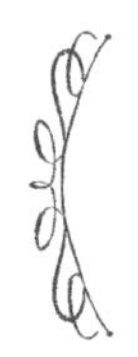

腰痛

舒緩肌肉 促進血液循環

腰痛除了因長時間辦公室久坐或姿勢不良等因素之外，也有可能是由於平時運動不足導致大腿側邊肌肉僵硬所引起。長久累積肌肉疲勞的話，就會演變成慢性疼痛。

建議使用能促進血液循環，並舒緩肌肉使其放鬆的迷迭香，與可促進水分和老廢物質排出的廣藿香跟杜松漿果。清爽柑橘類的檸檬和葡萄柚則能讓人心情煥然一新。

按摩

✦ 配方 1

- 真正薰衣草…2滴
- 五脈白千層…2滴
- 檸檬…1滴

＋

- 基底油…25ml

✦ 配方 2

- 杜松漿果…2滴
- 葡萄柚…1滴

＋

- 基底油…15ml

作法

---> 參考P.30

將精油與喜愛的基底油混合，按摩腰部。

精油泡澡

✦ 配方 1

- 迷迭香…2滴
- 檸檬香茅…2滴

✦ 配方 2

- 檀香…2滴
- 廣藿香…1滴
- 真正薰衣草…1滴

✦ 配方 3

- 檸檬…1滴
- 迷迭香…2滴
- 檸檬香茅…1滴

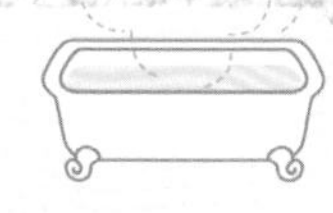

作法

---> 參考P.26

在40℃左右的熱水中加入精油，充分攪拌均勻後沐浴。

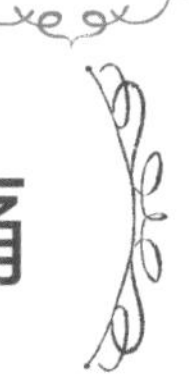

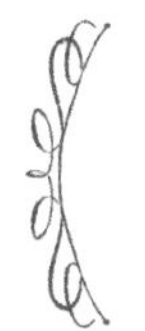

膝蓋疼痛

以濕敷治癒疼痛

因年齡增長所導致的肌肉衰退和荷爾蒙分泌不足等因素，導致骨頭脆弱所造成的關節疼痛是許多人都會有的症狀。容易造成日常生活不便的膝蓋疼痛，就利用精油芳療及早處理吧！

主要使用具抗發炎作用的森林系精油。推薦使用可緩和疼痛的北海道冷杉和民俗療法中運用於關節疼痛的絲柏。能鎮定發炎的胡椒薄荷、活化細胞的乳香以及對於僵硬和疼痛有效的杜松漿果濕敷效果良好。

濕敷

✦ 配方 1

- 胡椒薄荷…1滴
- 絲柏…1滴

✦ 配方 2

- 杜松漿果…1滴
- 真正薰衣草…1滴
- 迷迭香…1滴
- 乳香…1滴

作法 ---> 參考P.25

在裝有熱水或冷水的臉盆中加入精油，將毛巾浸泡其中。扭乾後敷在膝蓋。

※急性症狀：冰敷
　慢性症狀：熱敷

按摩

✦ 配方

- 北海道冷杉…1滴

＋

- 基底油…5 ml

作法 ---> 參考P.30

將精油與喜愛的基底油混合，按摩膝蓋。

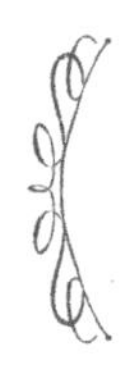

虛冷症

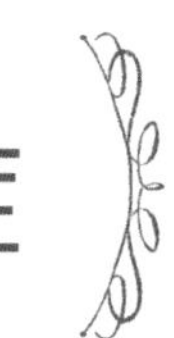

改善血液循環以提高體溫

虛冷體質是因運動不足導致體力衰退、肌肉量減少與自律神經失調等因素，導致血液循環不良所引起的。離心臟較遠的手腳末梢總是冷冰冰，應該有不少人有這樣的困擾。

柳橙或日向夏等柑橘類香氛可擴張血管末梢，以促進血液循環。使用足浴加溫也能夠提昇效果。

以精油按摩來促進血液循環、活化肌肉吧！依蘭與快樂鼠尾草可調整荷爾蒙平衡。

精油泡澡

✦ 配方
- 依蘭…1滴
- 柳橙…1滴
- 檀香…1滴

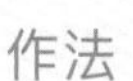

作法
---> 參考P.26
在40℃左右的熱水中加入精油，充分攪拌均勻後沐浴。

按摩

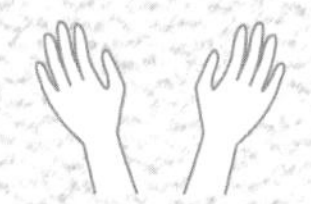

✦ 配方
- 迷迭香…1滴
- 真正薰衣草…1滴

＋

- 基底油…10ml

作法
---> 參考P.30
將精油與喜愛的基底油混合，按摩腳尖到腳踝。

足浴

✦ 配方1
- 日向夏…1滴
- 黑胡椒…1滴
- 迷迭香…1滴

✦ 配方2
- 絲柏…1滴
- 快樂鼠尾草…1滴
- 檸檬…1滴

作法 ---> 參考P.29
在裝有熱水的臉盆中加入精油，充分攪拌均勻後浸泡雙腳(10～15分鐘)。

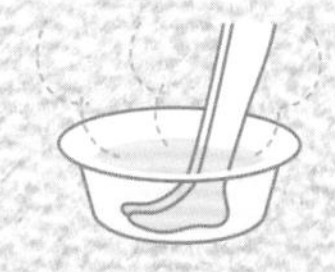

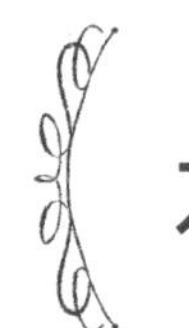
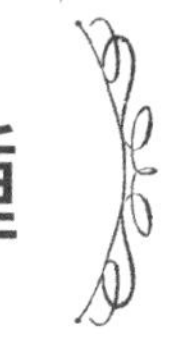

水腫

改善血液流動

血液中的水分滲透至血管外，積在細胞與細胞之間的狀態便是水腫。要趁尚未慢性化之前解決。因此可藉由擴張血管，增加血流量促進循環以期待狀況改善。

對於此症狀，以絲柏與葡萄柚進行精油按摩十分有效。能排除多餘水分的杜松漿果也不可或缺。想要更進一步針對浮腫原因之一的虛冷體質進行改善的話，則推薦使用精油泡澡。也試著加入可促進血液循環的日本柚子吧！

按摩

✦ 配方 1
- 杜松漿果…1滴
- 絲柏…1滴

＋

- 基底油…10ml

✦ 配方 2
- 杜松漿果…1滴
- 葡萄柚…1滴

＋

- 基底油…10ml

作法 ---> 參考P.30
將精油與喜愛的基底油混合，按摩手腳。

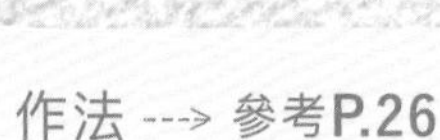

精油泡澡

✦ 配方 1
- 日本柚子…3滴

✦ 配方 2
- 絲柏…1滴
- 檸檬…1滴
- 杜松漿果…1滴

作法 ---> 參考P.26
在40℃左右的熱水中加入精油，充分攪拌均勻後沐浴。

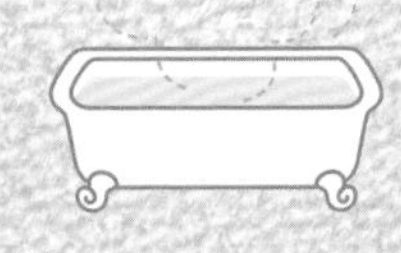

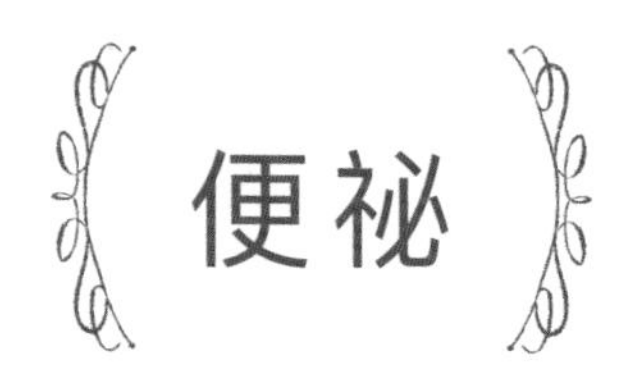

便祕

活化腸道蠕動

便祕是腸道環境不良的警訊之一。首先，當然得重新檢討飲食內容和生活習慣並努力改善。一旦演變成慢性便祕，便會引起肌膚粗糙等各種問題。以對身體溫和的方式來解決吧！

除了使用能改善血液循環的馬鬱蘭按摩腹部之外，也試試加入適量可以促進老廢物質代謝的甜茴香，以及具有優異放鬆效果的真正薰衣草。

熱敷

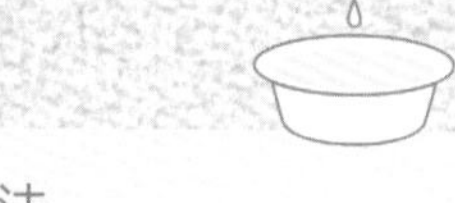

✦配方

- 甜茴香…2滴
- 豆蔻…1滴
- 檸檬…1滴

作法

---> 參考P.25

在裝有熱水的臉盆中加入精油，將毛巾浸泡其中。扭乾後敷在腹部。

精油泡澡

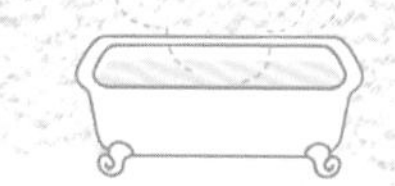

✦配方

- 沉香醇百里香…1滴
- 蘋果天竺葵…1滴

作法

---> 參考P.26

在40℃左右的熱水中加入精油，充分攪拌均勻後沐浴。

按摩

✦配方1

- 真正薰衣草…1滴
- 馬鬱蘭…1滴

＋

- 基底油…10ml

✦配方2

- 迷迭香…1滴
- 依蘭…1滴

＋

- 基底油…10ml

作法 ---> 參考P.30

將精油與喜愛的基底油混合，按摩腹部。

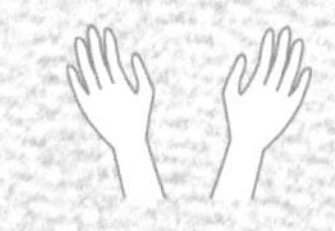

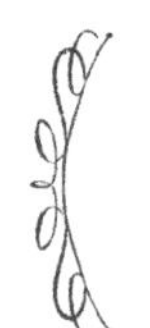

更年期障礙

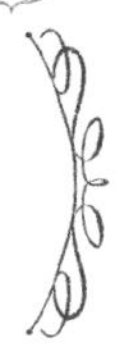

加以調整荷爾蒙的平衡

在停經前後約10年左右的時間，會產生名為更年期障礙的各種身體異常狀況。

女性荷爾蒙對女性身體狀況有著大幅的影響。女性柔和的身體線條和具有彈性的肌膚都是女性荷爾蒙的作用。另一方面，荷爾蒙平衡失調，不僅是對於身體，也可能會造成精神方面的不穩定。

女性荷爾蒙當中的雌激素是讓準備好懷孕、生產的子宮內膜增厚的荷爾蒙。此外，也具有維持骨

精油泡澡

✦ 配方 1
- 依蘭…1滴
- 橙花…1滴
- 桔…1滴

✦ 配方 2
- 檀香…1滴
- 奧圖玫瑰…1滴

✦ 配方 3
- 絲柏…1滴
- 羅馬洋甘菊…1滴

作法 ---> 參考P.26
在40℃左右的熱水中加入精油，充分攪拌均勻後沐浴。

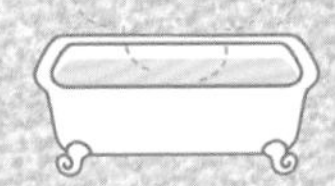

手浴・足浴

✦ 配方
- 月桃…1滴

作法 ---> 參考P.28、29
在裝有熱水的臉盆中加入精油，充分攪拌均勻之後浸泡手部或足部(10～15分鐘)。

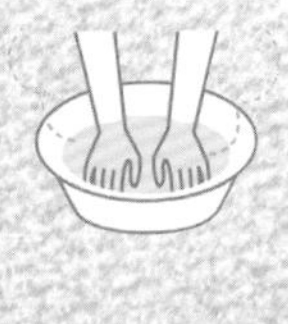

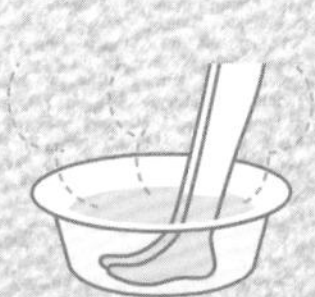

質密度、增加膠原蛋白，與穩定血壓等各種作用。

特別是身體有顯著變化的停經前，雌激素分泌會急遽減少，隨之而來的是自律神經機能失調，導致頭痛、腰痛、熱潮紅與情緒不穩等不適症狀。

要緩和症狀，能兼顧身心雙方的精油芳療是最適合不過的。建議使用可以調整荷爾蒙，鎮靜、抗痙攣效果也很優秀的快樂鼠尾草，以及可幫助減輕身心累積壓力的羅馬洋甘菊等精油。

薰香

✦ 配方1
- 馬鞭草…1滴
- 玫瑰草…1滴

✦ 配方2
- 大西洋雪松…1滴
- 真正薰衣草…1滴

✦ 配方3
- 香蜂草…1滴

作法
---> 參考P.32
在裝有熱水的馬克杯中加入精油，再吸入蒸氣。

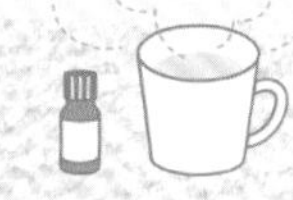

按摩

✦ 配方1
- 羅馬洋甘菊…1滴
- 真正薰衣草…1滴
- 馬鬱蘭…1滴

＋
- 基底油…15ml

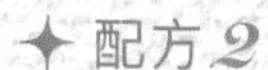

✦ 配方2
- 乳香…1滴
- 蘋果天竺葵…1滴

＋
- 基底油…10ml

✦ 配方3
- 快樂鼠尾草…1滴
- 絲柏…1滴

＋
- 基底油…10ml

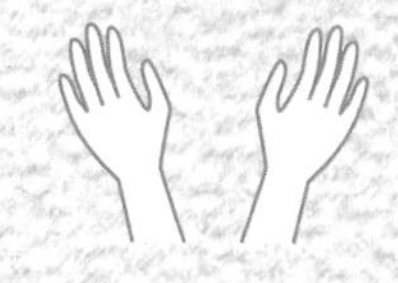

作法 ---> 參考P.30
將精油與喜愛的基底油混合，按摩不適處直到舒緩為止。

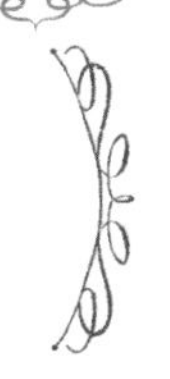

熱潮紅

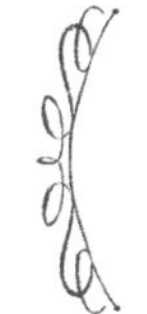

緩和不安，有益心靈

更年期障礙的症狀之中，讓許多人感到煩惱的便是熱潮紅。

是由於女性荷爾蒙之一的雌激素分泌減少，導致自律神經失調所導致。無關於溫度或環境，上半身明明很熱，下半身卻覺得寒冷，有這種情形的人應該也不少。

這種情況就使用具有鎮靜作用的精油吧！香蜂草對於感到不安的心靈也相當有效。

請搭配上能讓心情平靜的西洋耆草以及可調整荷爾蒙的奧圖玫瑰和快樂鼠尾草搭配使用。

按摩

✦ 配方 1
- 奧圖玫瑰…1滴
- 快樂鼠尾草…1滴

＋

- 基底油…10ml

✦ 配方 2
- 西洋耆草…1滴
- 佛手柑…1滴

＋

- 基底油…10ml

作法 ---> 參考P.30
將精油與喜愛的基底油混合，按摩不適處直到舒緩為止。

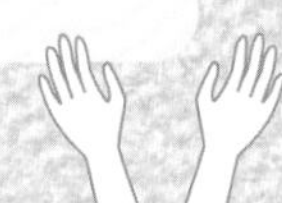

薰香

✦ 配方
- 香蜂草…1滴

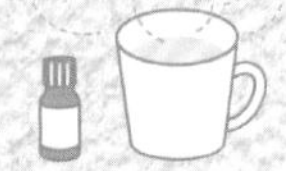

作法 ---> 參考P.32
在裝有熱水的馬克杯中加入精油，吸入蒸氣。

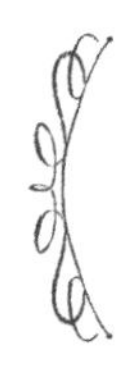

眼睛疲勞・老花眼

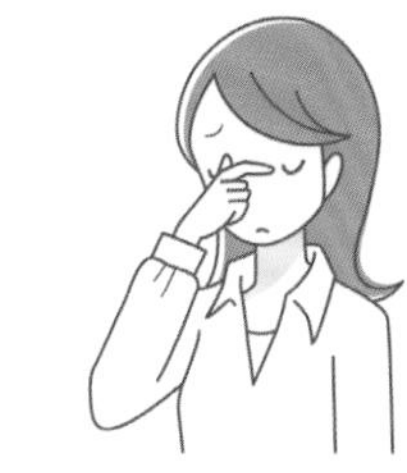

舒緩眼肌疲勞

因長時間使用電腦等因素而用眼過度，就會引發雙眼疲憊、疼痛及視線模糊等症狀。若演變成慢性化，就是眼睛疲勞。由於也有致使頭痛、肩膀僵硬和視力變差的案例，因此要及早護理。而且，老花眼的成因之一便是因為眼睛對焦肌肉的調節功能衰退。

因此，建議使用台灣香檬和真正薰衣草，以及能促進血液循環、活化身心的迷迭香。還能帶來舒緩肌肉疲勞的放鬆效果。

熱敷

✦ 配方1
・真正薰衣草…2滴

✦ 配方2
・羅馬洋甘菊…1滴

✦ 配方3
・絲柏…2滴

作法
---> 參考P.25
在裝有熱水的臉盆中加入精油，將毛巾浸泡其中。扭乾後敷在眼部。

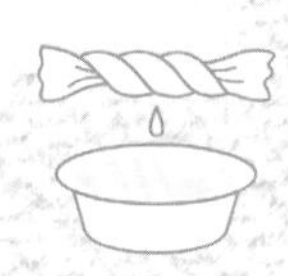

薰香

✦ 配方1
・台灣香檬…1滴

✦ 配方2
・迷迭香…1滴

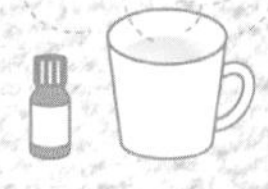

作法 ---> 參考P.32
在裝有熱水的馬克杯中加入精油，吸入蒸氣。

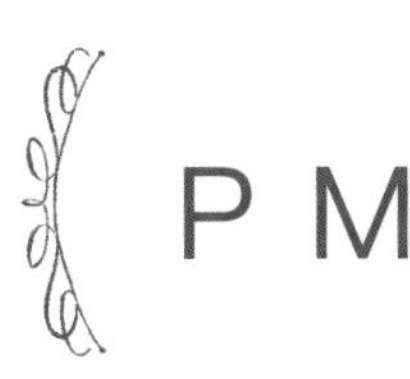
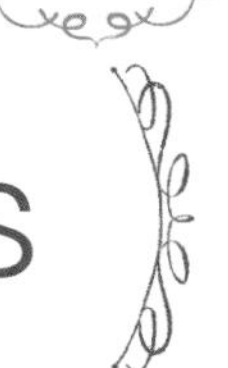

PMS

調節整理心靈上的平衡

PMS是指在經期開始的前1週，會有頭痛、腰痛、腹痛和足部浮腫、焦躁等不適症狀，又稱之為經前症候群。通常認為是因掌控月經的女性荷爾蒙中雌激素的分泌變化所導致。

雖然症狀每個人皆不同，但有可能會因噁心或是暈眩為日常生活帶來危險。因身體疼痛加上精神壓力也會有導致疼痛加劇的可能，因此推薦具有鎮靜或放鬆效果的精油。

試看看以能緩和不安

熱敷・足浴

✦ 配方1
- 日本黑文字釣樟…1滴
- 台灣香檬…1滴

✦ 配方2
- 快樂鼠尾草…1滴
- 馬鞭草…1滴

作法(熱敷) ---> 參考P.25

在裝有熱水的臉盆中加入精油，將毛巾浸泡其中。扭乾後敷在感覺不適的部位。

作法(足浴) ---> 參考P.29

在裝有熱水的臉盆中加入精油，充分攪拌均勻之後浸泡雙腳(10～15分鐘)。

精油泡澡

✦ 配方1
- 月桃…1滴
- 佛手柑…2滴

✦ 配方2
- 廣藿香…1滴
- 真正薰衣草…2滴
- 蘋果天竺葵…1滴

作法 ---> 參考P.26

在40℃左右的熱水中加入精油，充分攪拌均勻後沐浴。

建議

配方2 亦可用於按摩。使用時請與20ml基底油調合。

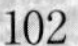

與緊張的月桃、具止痛作用的日本黑文字釣樟和乳香，搭配上可平靜心靈的台灣香檬或桔等柑橘類精油。也很建議使用能消除身體深層疲勞的羅馬洋甘菊，以及可以排除身體多餘水分的杜松漿果來進行按摩。

此外，做為日常的保養，蘋果天竺葵或真正薰衣草等精油能幫助鎮靜的香氣，亦具減輕壓力的作用。可再藉由按摩或加溫提昇放鬆效果。

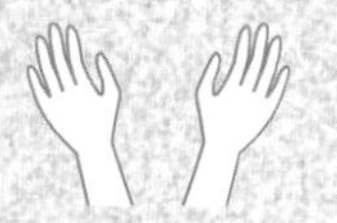

按摩

✦ 配方 1

- 快樂鼠尾草…1滴
- 奧圖玫瑰…1滴

＋

- 基底油…10ml

✦ 配方 2

- 西洋耆草…1滴
- 桔…1滴

＋

- 基底油…10ml

✦ 配方 3

- 桔…1滴
- 乳香…1滴

＋

- 基底油…10ml

✦ 配方 4

- 羅馬洋甘菊…1滴
- 真正薰衣草…1滴
- 快樂鼠尾草…1滴
- 杜松漿果…1滴
- 桔…1滴

＋

- 基底油…25ml

作法 ---> 參考P.30

將精油與喜愛的基底油混合，按摩不適處直到舒緩為止。

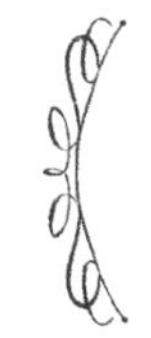

預防牙周病·口內炎

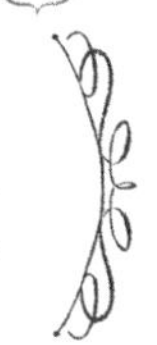

維持細菌的勢力消長

口腔內居住著超過10億個以上的細菌。雖然健康時相安無事，但當疲憊或壓力導致免疫力下降，造成蛀牙或發炎的細菌就會變得強勢，甚至會成為口臭和牙周病的原因。維持細菌平衡，要從根源預防發炎。

可將具有優異抗菌及除臭效果的茶樹稀釋後按摩口腔內部，以去除臭味主因的細菌。此外，具有鎮定發炎作用的真正薰衣草對於口內炎也有效。

按摩

配方1
- 茶樹…1滴

＋

- 基底油…5ml

配方2
- 真正薰衣草…1滴

＋

- 基底油…5ml

作法 ---> 參考P.30

將精油與喜愛的基底油混合，按摩口腔。

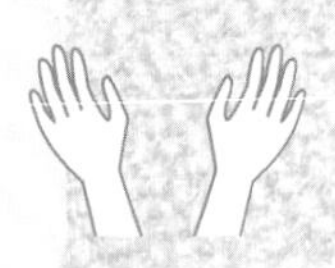

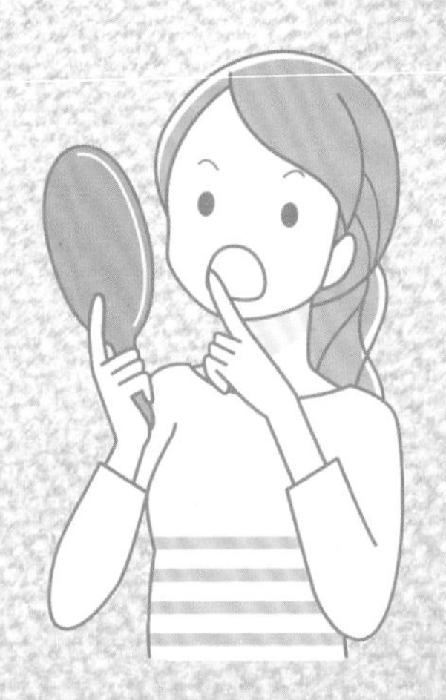

! 因為是在口腔內部進行按摩，請務必製作成1％濃度。

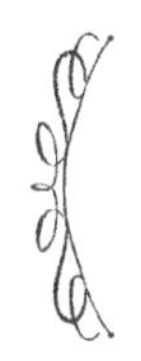

宿醉

抑制嘔吐感，加速代謝

可能再也沒有比頭痛又想吐的宿醉早晨更令人感到後悔的時刻了。要解除這樣的不適症狀，在抑制嘔吐感的同時，盡快讓酒精分解以化作多餘的水分排除是相當重要的。

具有清涼感的胡椒薄荷和柑橘香氣的馬鞭草，以及柑橘類的檸檬、葡萄柚等精油可抑制嘔吐感，讓心情舒暢。此外，四萬十薑及日向夏可促進血液循環，有助於水分和老廢物質的代謝。

薰香

❗ 若突然吸入一大口可能會引起咳嗽。特別是胡椒薄荷，因為刺激性較強，需要多加注意。

✦ 配方1
- 胡椒薄荷…1滴
- 月桃…2滴

✦ 配方2
- 葡萄柚…1滴
- 馬鞭草…2滴

✦ 配方3
- 胡椒薄荷…1滴
- 檸檬…1滴

✦ 配方4
- 四萬十薑…1滴
- 日向夏…1滴

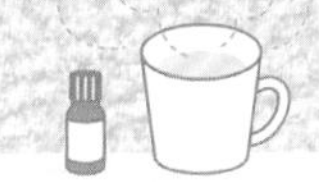

作法 ---> 參考P.32

在裝有熱水的馬克杯中加入精油，吸入蒸氣。

精油泡澡（浴鹽）

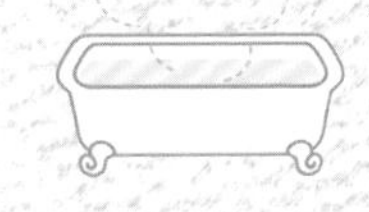

✦ 配方
- 杜松漿果…1滴
- 迷迭香…2滴

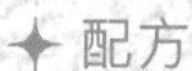

- 天然鹽…約2大匙

作法 ---> 參考P.27

在天然鹽中加入精油充分混合，再添加於40℃左右的熱水中沐浴。

建議

對於提昇代謝、排除多餘水分和老廢物質，浴鹽的作用很好。

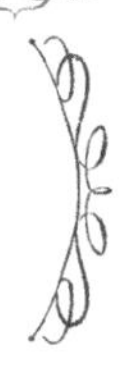

預防慢性疾病

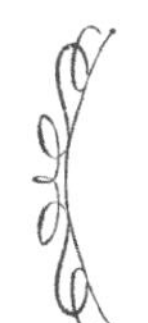

減輕壓力 預防潛藏疾病

稱作生活習慣病（慢性疾病）的包括糖尿病、高血壓與高血脂等。無論是哪一個，通常都是與平時的生活習慣有很大的關聯性，慢性病因而有了這樣的說法。

實際上，當出現各種症狀時就必須接受醫師治療和服藥。此時，若搭配使用精油芳療的話，可做為調整身體狀況的輔助治療，因此最好使用自己所偏好的香氣。但請注意，最多也僅只做為輔助的功能而已。

手浴・足浴

✦ 配方
- 真正薰衣草…1滴
- 羅馬洋甘菊…1滴

作法 ---> 參考P.28、29

在裝有熱水的臉盆中加入精油，充分攪拌均勻之後浸泡手部或足部（10～15分鐘）。

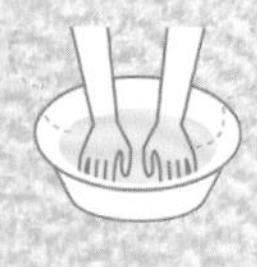

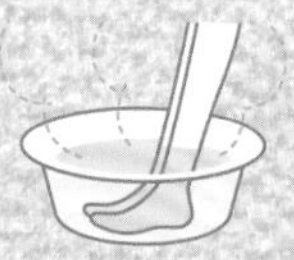

薰香

✦ 配方1
- 真正薰衣草…1滴
- 柳橙…1滴

✦ 配方2
- 香蜂草…1滴
- 柳橙…1滴

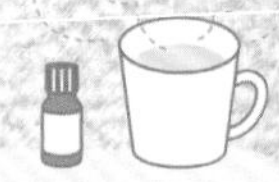

作法 ---> 參考P.32

在裝有熱水的馬克杯中加入精油，吸入蒸氣。

作用於自律神經穩定血壓

透過調整血壓的自律神經系統發揮作用以穩定血壓，同時芳療對於調養心理以防止壓力型暴食也有效果。

建議使用的是，可將身心導向平靜的真正薰衣草和香蜂草、能消除心靈疲憊的羅馬洋甘菊，與帶來開朗正面心情的柳橙。讓我們致力於維持心靈的健全與穩定吧！

按摩

✦ 配方1

- 絲柏…1滴
- 杜松漿果…1滴

＋

- 基底油…10ml

✦ 配方2

- 葡萄柚…1滴
- 青森羅漢柏…2滴

＋

- 基底油…15ml

作法

---> 參考P.30

將精油與喜愛的基底油混合，按摩不適處直到舒緩為止。

建議

要預防慢性病，避免將肥胖當成常態是很重要的。注意飲食之外，為了將運動和具提高代謝功能的泡澡效果進一步提昇，還要使用芳香精油進行按摩。絲柏和杜松漿果的加速排毒作用使身體清爽，對於維持健康很有幫助。

膀胱炎・頻尿

消除細菌
排除毒素

體力衰退會造成免疫力下降，使膀胱受到細菌感染而發炎便是膀胱炎。若萬一患病，為避免反覆發作，需注意不要憋尿或讓身體受寒。若出現了難以忍受的排尿疼痛或頻尿等症狀時，請及早就醫。

精油芳療則推薦使用具有抗菌、消炎作用的真正薰衣草和檀香，以及具有排毒作用的絲柏。保持身體溫暖以及多多攝取水分也很重要。

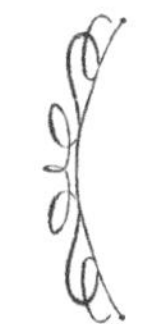

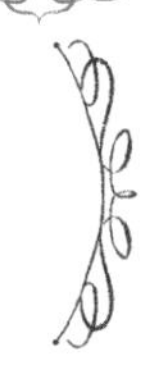

足浴

✦ 配方
- 檀香…1滴
- 依蘭…1滴
- 岩蘭草…1滴

作法
---> 參考P.30
在裝有熱水的臉盆中加入精油，充分攪拌均勻後浸泡雙腳(10～15分鐘)。

薰香

✦ 配方
- 佛手柑…1滴

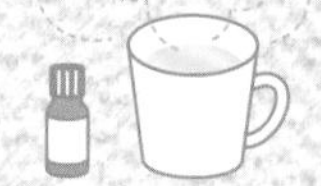

作法 ---> 參考P.23
在裝有熱水的馬克杯中加入精油，吸入蒸氣。

精油泡澡

✦ 配方1（半身浴）
- 真正薰衣草…2滴
- 日本柚子…1滴

✦ 配方2（半身浴）
- 絲柏…1滴
- 羅馬洋甘菊…1滴

✦ 配方3
- 乳香…1滴
- 檀香…1滴
- 柳橙…1滴

作法 ---> 參考P.26
在40℃左右的熱水中加入精油，充分攪拌均勻後沐浴。

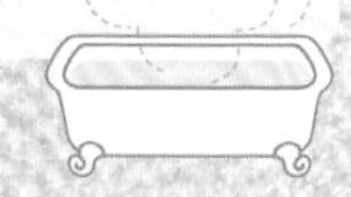

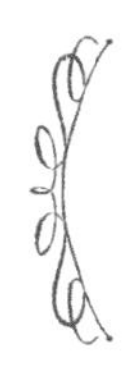

體味・腳臭

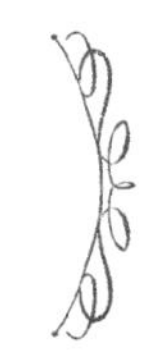

從氣味根源抗菌・消臭

雖然每個人多少都會有體味，但對某些人而言會造成極大困擾。氣味的原因來自於皮脂腺分泌的脂肪酸氧化以及細菌繁殖所引起。

特別是令人尷尬的足部異味，若置之不理的話會變嚴重，因此要細心護理並用心清潔。

要減輕氣味，可使用具抗菌及消臭作用的茶樹或胡椒薄荷。

能減輕體味的杜松漿果和抑制流汗的絲柏也有效果。

足浴

腳臭

✦ 配方 1

- 絲柏…1滴
- 葡萄柚…1滴

✦ 配方 2

- 北海道薄荷…1滴
- 檸檬…1滴

✦ 配方 3

- 沉香醇百里香…1滴
- 胡椒薄荷…1滴

作法 ---> 參考P.29

在裝有熱水的臉盆中加入精油，充分攪拌均勻之後浸泡雙腳(10～15分鐘)。

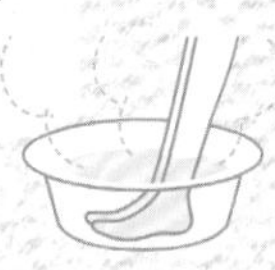

芳香噴霧

體味

✦ 配方 1

- 茶樹…4滴
- 胡椒薄荷…4滴

＋

- 無水酒精…5ml
- 純水…45ml

✦ 配方 2

- 絲柏…3滴
- 杜松漿果…3滴
- 真正薰衣草…2滴

＋

- 無水酒精…5ml
- 純水…45ml

作法 ---> 參考P.36

在無水酒精中加入精油，接著加入純水充分混合製成噴霧。

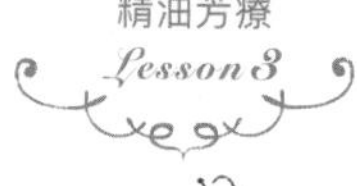

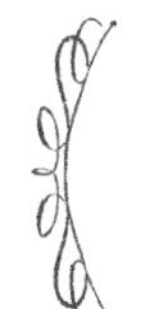

肝功能衰退

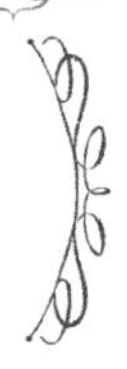

保養「沉默的器官」

肝臟在我們的生命機制當中肩負著相當重要的工作。負責將攝取的食物轉變為能量的代謝作用、對酒精和氨的解毒作用，並且也產生及分泌消化液中的膽汁等各種功能。但如果暴食或是攝取過多酒精，以及持續累積壓力，便會造成肝臟負擔，使肝功能衰退。

建議以具有強身健體作用的絲柏或迷迭香協助肝臟復原。也很推薦使用精油泡澡舒緩壓力。

熱敷

✦ 配方

- 真正薰衣草…1滴
- 迷迭香…1滴

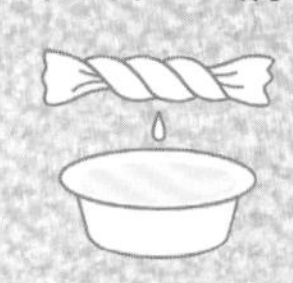

作法 ---> 參考P.25

在裝有熱水的臉盆中加入精油，將毛巾浸泡其中。扭乾後敷在腹部。

精油泡澡

✦ 配方

- 葡萄柚…1滴
- 茶樹…1滴
- 佛手柑…1滴

作法 ---> 參考P.26

在40℃左右的熱水中加入精油，充分攪拌均勻後沐浴。

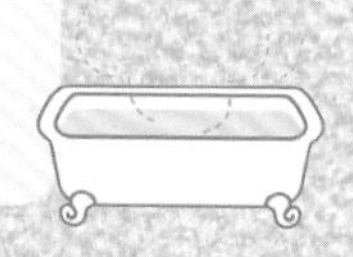

按摩

✦ 配方

- 絲柏…1滴
- 迷迭香…1滴

＋

- 基底油…10ml

作法

---> 參考P.30

將精油與喜愛的基底油混合，按摩腹部。

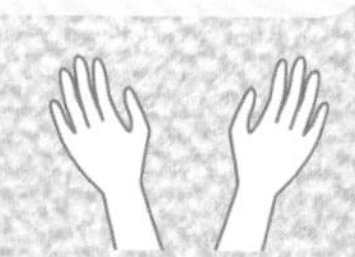

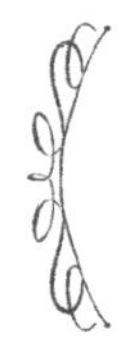

腸胃疲勞・胃痛

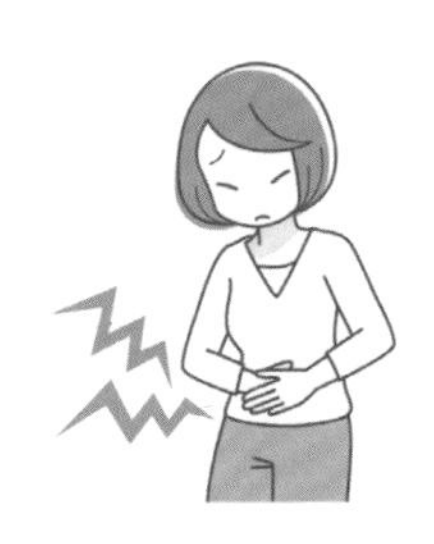

緩解緊張，消除疲勞

一旦因壓力或身體寒冷造成自律神經或荷爾蒙失調的話，最容易受到影響的就是腸胃。平時就盡量不要累積壓力，同時活用可暖身並促進代謝的精油吧！

除了以黑胡椒讓身體從內部暖和之外，同時也以能帶來清涼感的胡椒薄荷進行調養。辛辣的甜茴香有促進消化的作用，可以緩解疼痛。再加上橙花和馬鬱蘭的心理調養功能亦可產生相乘效果，使心情放鬆。

按摩

✦配方1
- 岩蘭草…1滴
- 橙花…1滴

＋
- 基底油…10ml

✦配方2
- 馬鬱蘭…1滴
- 蘋果天竺葵…1滴

＋
- 基底油…10ml

作法
---> 參考P.30
將精油與喜愛的基底油混合，按摩腹部。

精油泡澡・足浴

✦配方1
- 桔…2滴
- 胡椒薄荷…1滴

✦配方2
- 柳橙…2滴
- 甜茴香…1滴

作法 ---> 參考P.26、29
在40℃左右的熱水中加入精油，充分攪拌均勻後沐浴。或浸泡足部(10～15分鐘)。

塗抹

✦配方1
- 黑胡椒…1滴
- 乳香…2滴

＋
- 基底油…15ml

✦配方2
- 甜茴香…2滴
- 豆蔻…1滴
- 苦橙葉…1滴

＋
- 基底油…20ml

作法
---> 參考P.32
將精油與喜好的基底油混合，塗抹胃部四周。

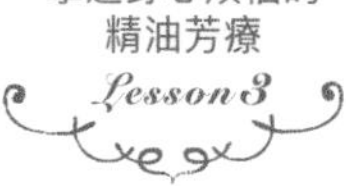

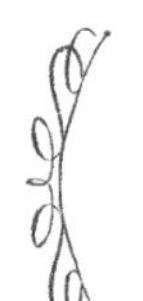

乾性膚質

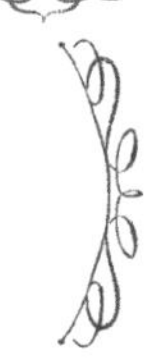

促進肌膚活化

對於美膚最重要的便是彈性與光澤。但乾燥就是它們的大敵。乾燥亦為導致斑點、皺紋、鬆弛和暗沉的原因之一。

要留住隨著年齡增長所失去的水潤、保持良好的油水平衡補給，充分保濕相當重要。藉由促進新陳代謝、去除老化角質，使肌膚煥然一新。

要活化肌膚，以奧圖玫瑰、大花茉莉與玫瑰草等精油進行按摩，效果絕佳。古巴香脂也具有可以軟化肌膚以及恢復皮膚組織的作用。

此外，肌膚乾燥時常

化妝水

✦ 配方1

- 橙花…1滴
- 檀香…1滴

＋

- 無水酒精…3ml
- 玫瑰純露…45ml

✦ 配方2

- 真正薰衣草…1滴
- 玫瑰草…1滴

＋

- 無水酒精…5ml
- 玫瑰純露…95ml

作法 ---> 參考P.34

在無水酒精中加入精油，接著加入純露充分混合。

精油泡澡

✦ 配方

- 羅馬洋甘菊…1滴
- 茶樹…3滴

作法 ---> 參考P.26

在40℃左右的熱水中加入精油，充分攪拌均勻後沐浴。

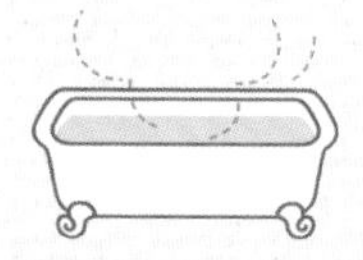

伴隨著搔癢，因此有時候也會在肌膚上留下抓痕。這種時候就使用具有止癢作用和有助於復原傷口的精油。

例如德國洋甘菊在蒸餾時，會產生具有抗組織胺作用的「母菊天藍烴」物質，因此可抑制搔癢和發炎症狀；茶樹則能夠提昇肌膚的免疫力，促進再生。此外，也很推薦能提昇肌膚彈力，並活化皮膚細胞的羅馬洋甘菊和真正薰衣草精油。

塗抹

✦ 配方1

・德國洋甘菊…1滴

＋

・基底油…5ml

✦ 配方2

・真正薰衣草…2滴

＋

・基底油…10ml

作法

---> 參考P.32

將精油與喜好的基底油混合，取適量塗抹。

按摩

✦ 配方1

・奧圖玫瑰…1滴

・大花茉莉…1滴

＋

・基底油…10ml

✦ 配方2

・古巴香脂…2滴

＋

・基底油…10ml

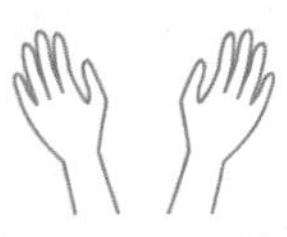

作法

---> 參考P.30

將精油與喜愛的基底油混合，按摩患部。

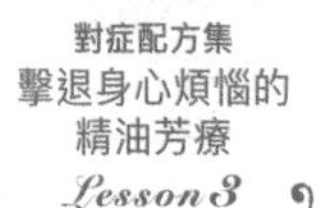

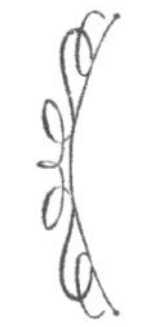

疣

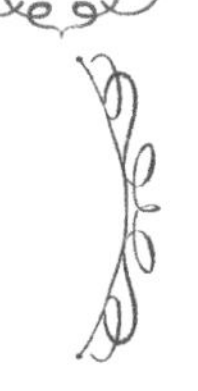

擊退就靠抗病毒作用

容易於手腳和頸部附近產生的微小隆起物便是疣。成因有2種。病毒感染的情況是從微小的傷口侵入，產生硬塊並擴散。另一種則是良性腫瘤，但起因不明。

即使是良性，也會於肌膚表面上擴散並增加數量，而且反覆發病也讓人困擾。就用具抗菌作用的茶樹或檸檬來塗抹處理。大約1個月左右，疣就會發白消散或是脫落。若未產生變化，請至皮膚科接受診療。

塗抹

✦ 配方 *1*

・茶樹…1滴

＋

・基底油…5 ml

✦ 配方 *2*

・檸檬…1滴

＋

・基底油…5 ml

作法

---> 參考P.32

將精油與喜好的基底油混合，取適量塗抹。

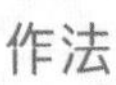

請製作成1%濃度。

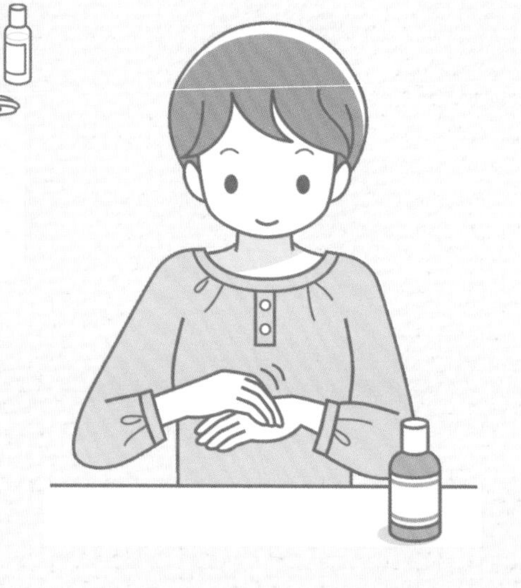

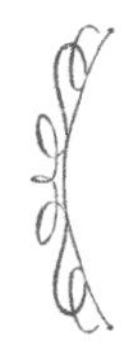

手部粗糙·主婦濕疹

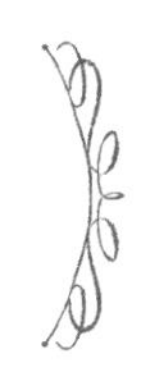

抑制發炎，修復肌膚

當手指因長時間進行碰水的作業而變得粗糙，又接觸了清潔劑等化學物質就會引發手部粗糙。若繼續轉為慢性化，就會惡化成為手部濕疹（主婦濕疹），對此感到困擾的人似乎不少。由於要斷絕成因相當困難，是很難根治的病症。

要抑制皮膚發炎和搔癢，推薦使用德國洋甘菊精油。具鎮靜作用的真正薰衣草則可抑制因搔癢產生的煩躁。日本黑文字釣樟除了鎮靜作用還有修復粗糙皮膚組織的效果。

手浴

✦ 配方

- 真正薰衣草…1滴
- 日本黑文字釣樟…1滴

作法

---> 參考P.28

在裝有熱水的臉盆中加入精油，充分攪拌均勻後浸泡手部（10～15分鐘）。

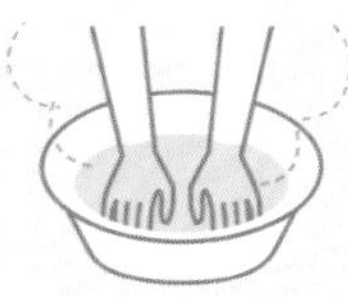

手部按摩

✦ 配方1

- 德國洋甘菊…1滴
- 真正薰衣草…1滴

＋

- 基底油…10ml

✦ 配方2

- 茶樹…1滴
- 德國洋甘菊…1滴

＋

- 基底油…10ml

作法

---> 參考P.30

將精油與喜愛的基底油混合，按摩手部。

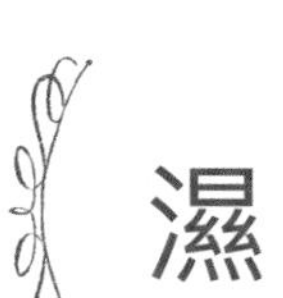

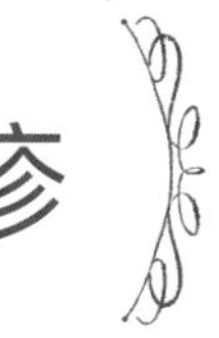

濕疹

抑制搔癢、鎮靜焦躁

濕疹是由於化妝品、清潔劑或是飾品等物質接觸或是壓力等各種因素所引起的。會出現發紅、出疹、腫脹和搔癢等症狀。為避免慢性化，及早適當處理吧！精油芳療之中，德國洋甘菊和可消除因搔癢而焦慮的真正薰衣草，改善症狀的效果良好。此外也建議能有效抑制過敏反應的羅馬洋甘菊。

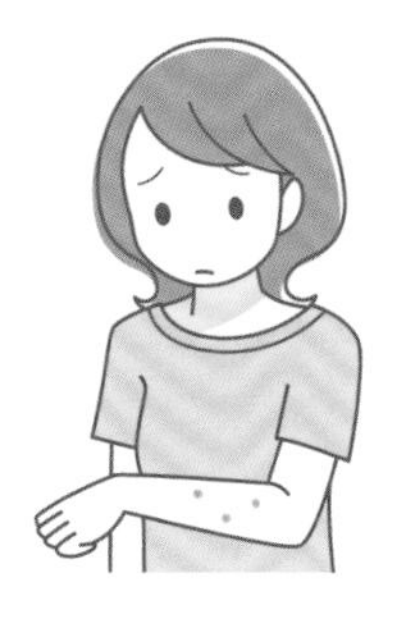

冰敷

✦ 配方 1

- 真正薰衣草…1滴

✦ 配方 2

- 真正薰衣草…1滴
- 羅馬洋甘菊…1滴

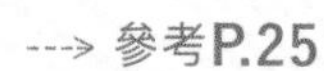

作法 ---> 參考P.25

在裝有冷水的臉盆中加入精油，將毛巾浸泡其中。扭乾後敷在患部。

薰香

✦ 配方

- 真正薰衣草…1滴

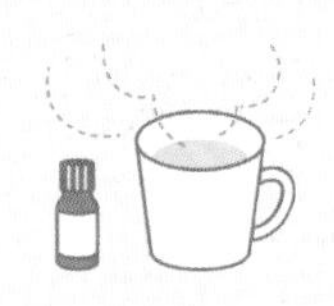

作法 ---> 參考P.23

在裝有熱水的馬克杯中加入精油，讓患部接觸蒸氣。

塗抹

✦ 配方

- 真正薰衣草…1滴
- 德國洋甘菊…1滴

＋

- 基底油…10ml

作法 ---> 參考P.32

將精油與喜好的基底油混合，取適量塗抹。

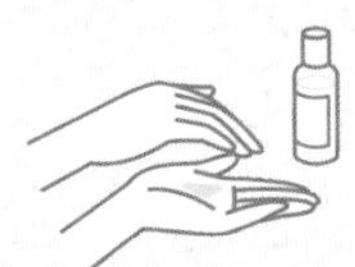

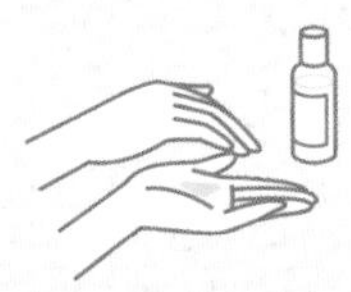

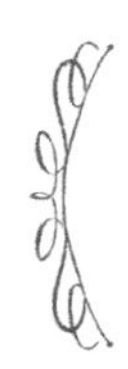

成人痘・面皰

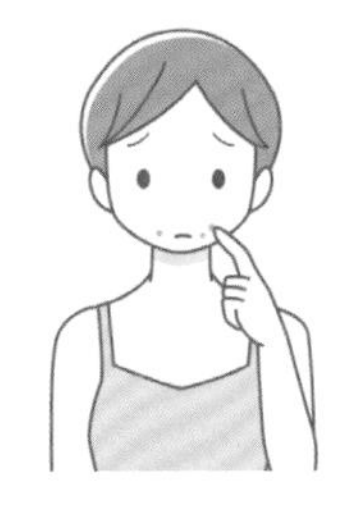

調整荷爾蒙平衡

青春痘主要形成的原因是皮脂分泌過剩。皮膚表面的痤瘡丙酸桿菌擴散後，阻塞毛孔引起發炎。相對地，成人痘則是自律神經和荷爾蒙平衡因壓力而失調所造成的。此外，大多發生成於口腔周圍、下巴以及頸部等位置亦為其特徵。

試著將能夠平衡荷爾蒙的蘋果天竺葵、可以排毒的大西洋雪松、具抗菌作用的杜松漿果，以及有鎮靜功效的真正薰衣草搭配進行調理吧！

塗抹

✦ 配方

- 真正薰衣草…1滴
- 茶樹…1滴

＋

- 基底油…10ml

作法 ---> 參考P.32

將精油與喜好的基底油混合，取適量塗抹。

薰香

✦ 配方1

- 杜松漿果…1滴
- 絲柏…1滴
- 柳橙…1滴

✦ 配方2

- 大西洋雪松…1滴
- 葡萄柚…1滴

作法 ---> 參考P.23

在裝有熱水的馬克杯中加入精油，讓患部接觸蒸氣。

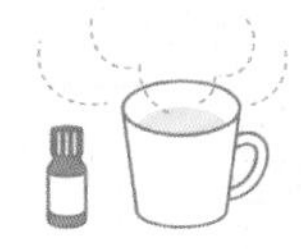

化妝水

✦ 配方1

- 真正薰衣草…1滴

＋

- 無水酒精…3ml
- 玫瑰純露…45ml

✦ 配方2

- 真正薰衣草…1滴
- 蘋果天竺葵…1滴

＋

- 無水酒精...3ml
- 玫瑰純露…45ml

作法 ---> 參考P.34

在無水酒精中加入精油，接著加入純露充分混合。

燙傷・曬傷

降溫冷卻並鎮靜

在做家事時不小心輕微燙傷，有時候也可用精油芳療處理。為了抑制腫脹和疼痛先降溫冷卻，也是替之後的肌膚修護做準備。請以橙花或安息香等精油增加肌膚再生力。若加上德國洋甘菊的消炎作用，更能發揮效用。

曬傷則和輕微燙傷相同。先充分冷卻以抑制發炎症狀，努力做好保濕以免乾癢。

塗抹

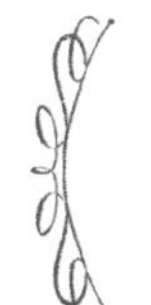

✦ 配方 1

・真正薰衣草…1滴

＋

・基底油…5ml

✦ 配方 2

・真正薰衣草…1滴

・安息香…1滴　・橙花…1滴

＋

・基底油…15ml

作法 ---> 參考P.32

將精油與喜好的基底油混合，取適量塗抹。

精油泡澡

✦ 配方

・真正薰衣草…3滴

・乳香…1滴

作法 ---> 參考P.26

在40℃左右的熱水中加入精油，充分攪拌均勻後沐浴。

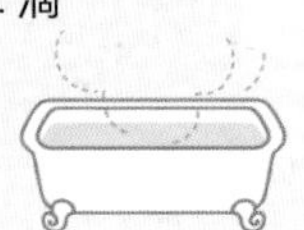

化妝水

✦ 配方 1

・真正薰衣草…1滴　・橙花…1滴

＋

・無水酒精…3ml

・純露…45ml

作法 ---> 參考P.34

在無水酒精中加入精油，接著加入純露充分混合。

✦ 配方 2

・羅馬洋甘菊或德國洋甘菊…3滴

・真正薰衣草…3滴

・蘋果醋…250ml

作法 ---> 參考P.34

將所有材料充分混合。

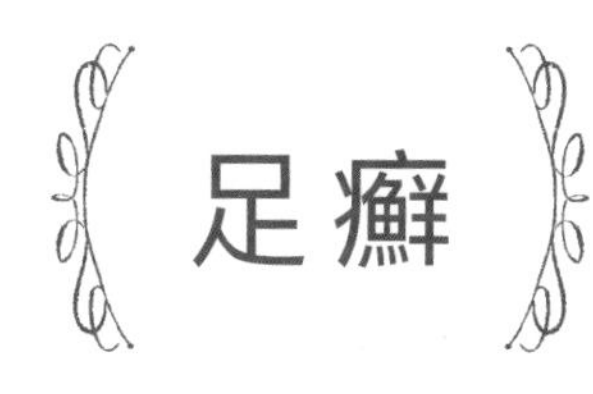

足癬

以殺菌力擊退真菌

感染白癬菌這種真菌所引發的疾病便是足癬。會產生水泡、乾燥粗糙等多種症狀，正由於起因是真菌，若置之不理便會久治不癒。由於真菌喜歡高溫潮濕的環境，在穿著靴子的冬季也需要注意。

使用茶樹或青森羅漢柏消除足癬。受損的肌膚則以真正薰衣草來煥膚。

依照情況，有時亦需要使用到抗菌、消毒作用效果強的沒藥。

足浴

✦ 配方1

- 茶樹…1滴
- 真正薰衣草…1滴

✦ 配方2

- 青森羅漢柏…1滴
- 沉香醇百里香…1滴

作法

---> 參考P.29

在加入熱水的臉盆中加入精油，充分攪拌均勻後浸泡雙腳(10～15分)。

濕敷

✦ 配方1

- 真正薰衣草…1滴
- 馬鬱蘭…1滴

✦ 配方2

- 沒藥…1滴
- 真正薰衣草…1滴

作法

---> 參考P.25

在裝有熱水(或冷水)的臉盆中加入精油，將毛巾浸泡其中。扭乾後敷在患部。

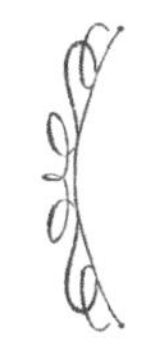

蚊蟲叮咬・擦傷

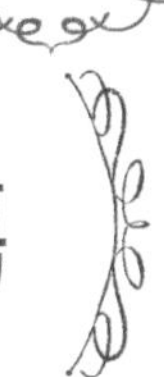

防止發炎，促進肌膚再生

被蚊蟲叮咬時，冷卻患部可預防腫脹發癢。同時使用具抗發炎作用的精油，可避免情況惡化。

另一方面，處置擦傷時，首先要先用清水沖洗掉傷口上的附著物，以減少細菌感染的風險。

精油則使用具有抗菌及抗發炎作用的真正薰衣草或茶樹。能讓肌膚感到清涼的胡椒薄荷和北海道薄荷也很有效。

塗抹

✦ 配方1
- 蘋果天竺葵…1滴
- 安息香…1滴

＋
- 基底油…10ml

✦ 配方2
- 迷迭香…1滴
- 胡椒薄荷…1滴
- 德國洋甘菊…1滴

＋
- 基底油…15ml

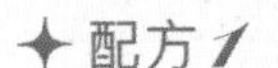

作法 ---> 參考P.32

將精油與喜好的基底油混合，取適量塗抹。

塗抹（乳膏）

✦ 配方
- 真正薰衣草…1滴
- 廣藿香…1滴

＋
- 凡士林…10g

作法 ---> 參考P.33

在凡士林中加入精油，充分混合後塗抹。

冰敷

✦ 配方1
- 真正薰衣草…2滴

✦ 配方2
- 蘋果天竺葵…1滴
- 胡椒薄荷…1滴

✦ 配方3
- 真正薰衣草…1滴
- 北海道薄荷…1滴

作法 ---> 參考P.25

在裝有冷水的臉盆中加入精油，將毛巾浸泡其中。扭乾後敷在患部。

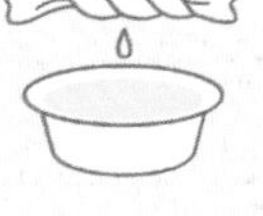

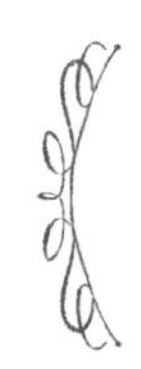

逆剝（甲周倒刺）

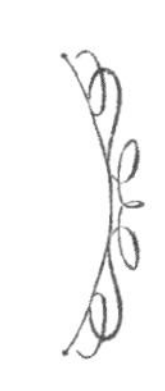

滋潤指甲與指尖

因日常長時間進行碰水的作業，再加上去光水或清潔劑對皮膚造成的刺激，導致指甲和指緣的皮膚油脂流失，變得乾燥。若再遭受較大力的摩擦，因而從側面細細裂開的情況就是逆剝。除此之外，指甲根部或周圍皮膚的毛狀逆剝也是，一旦慢性化就會引起發炎，甚至還會變得紅腫。

預防指甲乾燥，就以添加了精油的乳膏或按摩油滋潤指甲吧！若加上有抗菌作用的德國洋甘菊或茶樹的話，就具有抗發炎的功效。

塗抹（乳膏）

✦ 配方1

- 德國洋甘菊…2滴

＋

- 基材…10g（或10ml）

✦ 配方2

- 真正薰衣草…1滴
- 茶樹…1滴

＋

- 基材…10g（或10ml）

✦ 配方3

- 茶樹…1滴
- 真正薰衣草…1滴
- 德國洋甘菊…1滴
- 羅馬洋甘菊…1滴

＋

- 基材…20g（或20ml）

❗ 基材請使用凡士林或是荷荷芭油。

作法 ---> 參考P.33

在基材中加入精油，充分混合後塗擦。

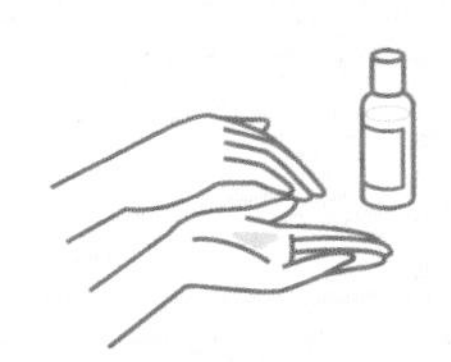

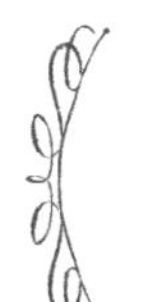
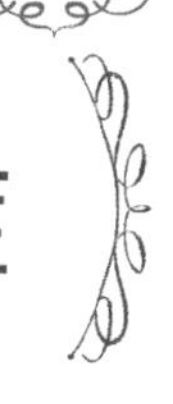

圓形脫毛症

增加血流，促進毛髮生長

壓力過大所引起的圓形脫毛症，發病模式幾乎都是在毫無自覺症狀的情況下惡化，直到某天突然驚覺。分為僅於1處呈圓形脫落毛髮的單發性，以及落髮處逐漸擴散的多發性。請在症狀還算輕微的階段試著採取精油芳療。

例如，使用能改善血液循環以促進生髮效果的迷迭香、能帶來解放感及舒緩壓力的依蘭，與能重振精神的北海道薄荷。此外，也推薦與岩蘭草、橙花搭配使用。

芳香噴霧

✦ 配方 *1*
- 北海道薄荷…2滴
- 青森羅漢柏…4滴

＋

- 無水酒精…5ml
- 純水…45ml

✦ 配方 *2*
- 大花茉莉…1滴

＋

- 無水酒精…2ml
- 純水…25ml

作法 ---> 參考P.36
在無水酒精中加入精油，接著加入純水充分混合製成噴霧。

按摩

✦ 配方 *1*
- 迷迭香…1滴
- 真正薰衣草…1滴

＋

- 基底油…10ml

✦ 配方 *2*
- 依蘭…1滴
- 佛手柑…1滴

＋

- 基底油…10ml

✦ 配方 *3*
- 橙花…1滴
- 岩蘭草…1滴

＋

- 基底油…10ml

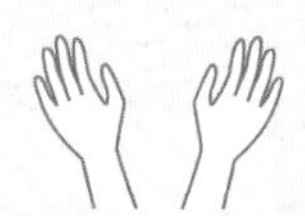

作法 ---> 參考P.30
將精油與喜愛的基底油混合，按摩頭皮。

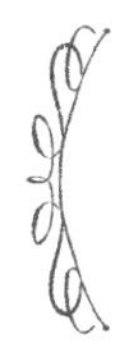

掉髮・頭皮屑

改善血液循環，打造健康頭皮

對於健康的頭髮，最重要的便是保持頭皮的清潔，使髮根維持在良好狀態。毛孔容易被日常分泌的汗水或油脂，以及造型劑等物質阻塞。一旦頭皮的油脂平衡失調，就容易乾燥並產生頭皮屑。因此需要去除髒汙，改善血液循環。但若過度洗滌也會造成反效果。

使用具有調整皮脂和荷爾蒙平衡，促進血液循環作用的精油吧！建議使用迷迭香、快樂鼠尾草、蘋果天竺葵、依蘭等。此外具抗菌作用的茶樹對於預防頭皮屑也有效果。

洗髮精

✦ 配方1

- 迷迭香…1滴
- 茶樹…1滴

✦ 配方2

- 依蘭…1滴
- 柳橙…1滴

✦ 配方3

- 青森羅漢柏…2滴

作法

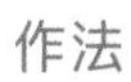

---> 參考P.35

在10ml無添加洗髮精中加入精油，充分混合後使用。

按摩

✦ 配方1

- 大西洋雪松…1滴　• 蘋果天竺葵…1滴

＋

- 基底油…10ml

✦ 配方2

- 茶樹…1滴　• 真正薰衣草…1滴

＋

- 基底油…10ml

✦ 配方3

- 快樂鼠尾草…1滴　• 蘋果天竺葵…1滴

＋

- 基底油…10ml

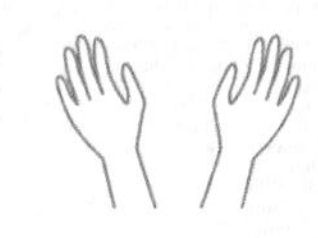

作法 ---> 參考P.30

將精油與喜愛的基底油混合，按摩頭皮。

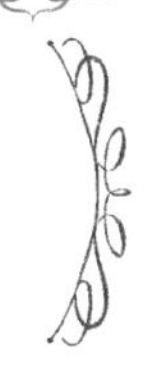
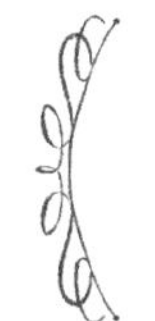

憂鬱症傾向 情緒低潮期

為心靈增添活力

沒來由地情緒低落、什麼都不想做、不想看到任何人……。深陷孤獨感中，身心覺得強烈疲憊，無法思考任何事，持續感受到這種絕望感的狀態就稱之為憂鬱症傾向。

這種狀態是由於受到強烈壓力或是累積疲勞，使身心平衡失調所導致。以精油芳療調整自律神經平衡，緩和不安情緒吧！多加活用能夠舒緩僵化的心靈、讓人放鬆的精油。

推薦的是在清新柑橘類之中，香氣宜人的檸檬和佛手柑，可舒緩緊繃；

芳香噴霧

✦ 配方1

- 胡椒薄荷…3滴
- 佛手柑…3滴

＋

- 無水酒精…5ml
- 純水…45ml

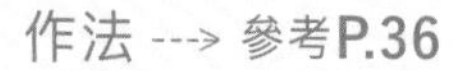

作法 ---> 參考P.36

在無水酒精中加入精油，接著加入純水充分混合製成噴霧。

建議

一旦累積壓力，便會導致怎樣就是提不起勁這樣的狀態。此時，建議使用能促進血液循環、具有提振作用的柑橘類，或是具有能活化腦細胞作用的精油。

精油泡澡

✦ 配方1

- 木曾日本扁柏…1滴
- 四萬十薑…1滴

✦ 配方2

- 大花茉莉…1滴
- 大西洋雪松…1滴

✦ 配方3

- 檸檬…1滴
- 大西洋雪松…1滴
- 佛手柑…1滴
- 快樂鼠尾草…1滴

✦ 配方4

- 奧圖玫瑰…2滴
- 乳香…1滴
- 桔…2滴
- 苦橙葉…1滴

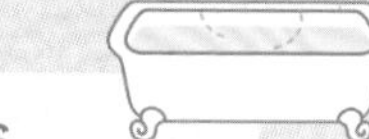

作法 ---> 參考P.26

在40℃左右的熱水中加入精油，充分攪拌均勻後沐浴。

平靜心靈的快樂鼠尾草和乳香；消除心靈疲憊，具提振作用的木曾日本扁柏亦可帶來森林浴的效果。藉由改善血液循環，帶來活力的精油泡澡度過舒適的時光。

不想做任何事情的時候，也要擦上喜好香味的精油，讓情緒平和。試著打造面對自我，安定心神的時光吧！

薰香

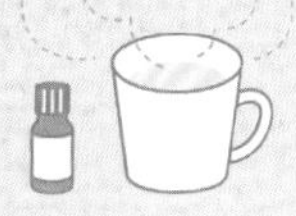

✦ 配方1
- 佛手柑…1滴　・檸檬…1滴
- 乳香…1滴

✦ 配方2
- 高野日本金松…1滴

✦ 配方3
- 檸檬…1滴　・大西洋雪松…1滴
- 佛手柑…1滴
- 快樂鼠尾草…1滴

✦ 配方4
- 迷迭香…1滴
- 檸檬香茅…1滴

作法 ---> 參考P.23
在裝有熱水的馬克杯中加入精油，吸入蒸氣。

按摩

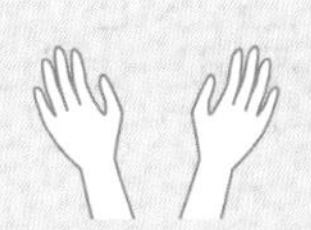

✦ 配方1
- 橙花…1滴　・奧圖玫瑰…1滴
- 檀香…1滴

＋
- 基底油…15ml

✦ 配方2
- 大花茉莉…1滴　・桔…1滴

＋
- 基底油…10ml

✦ 配方3
- 乳香…1滴　・橙花…1滴　・佛手柑…1滴

＋
- 基底油…15ml

作法 ---> 參考P.30
將精油與喜愛的基底油混合，按摩直到舒緩為止。

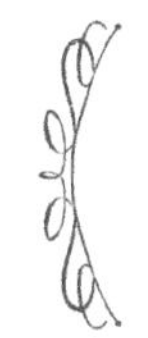

預防恐慌症發作

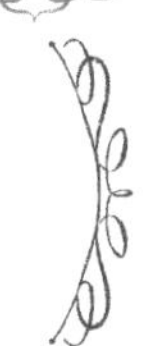

使用安定心神的香氣

突然產生強烈的心悸並且覺得有呼吸困難、想吐的症狀，這便是恐慌症發作。

被認為是由於壓力或憂慮導致自律神經平衡失調，使得交感神經興奮，分泌大量腎上腺素。在反覆發作期間演變成慢性化的案例也是有的，因此需要多加注意。

香蜂草的香氣可安定精神。由於僅能自葉片萃取微量，是非常高級的精油，推薦使用於薰香。

薰香

！樟樹請選擇使用含有較多沉香醇的種類。

✦ 配方 1
- 木曾日本扁柏…1滴
- 樟樹…1滴

✦ 配方 2
- 柳橙…1滴

✦ 配方 3
- 香蜂草…1滴

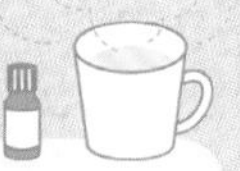

作法 ---> 參考P.23
在裝有熱水的馬克杯中加入精油，吸入蒸氣。

按摩

✦ 配方
- 真正薰衣草…1滴
- 蘋果天竺葵…1滴

＋
- 基底油…10ml

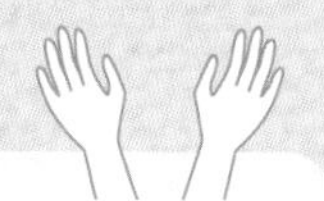

作法 ---> 參考P.30
將精油與喜愛的基底油混合，按摩直到舒緩為止。

芳香噴霧

✦ 配方
- 橙花…3滴
- 佛手柑…3滴

＋
- 無水酒精…5ml
- 純水…45ml

作法 ---> 參考P.36
在無水酒精中加入精油，接著加入純水充分混合製成噴霧。

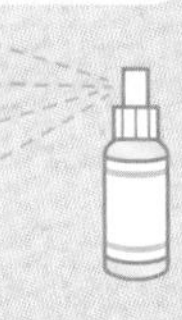

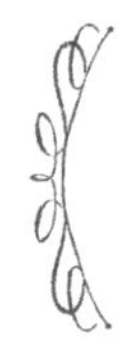

預防失智症

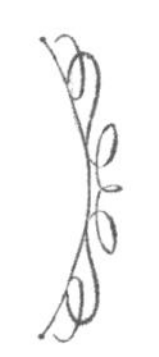

以香氛活化腦部

曾有份推算，預計到了2025年，65歲以上的日本人口當中，大約每5人就會有1人罹患失智症，因此相關應對備受關注。症狀中的記憶障礙，近年來已被證實大腦中掌管記憶的海馬迴與嗅覺的關聯性，也發表了透過刺激嗅覺可活化海馬迴的研究結果。

可活化腦部，具有預防失智症及改善症狀效果的是迷迭香與檸檬的調合複方。戶田橘和樟樹等日本芳療植物亦有預防失智症效果。

精油泡澡

✦ 配方
- 迷迭香…1滴
- 日本柚子…2滴

作法 ---> 參考P.26

在40℃左右的熱水中加入精油，充分攪拌均勻後沐浴。

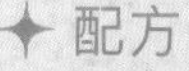

按摩

✦ 配方1
- 柳橙…1滴
- 真正薰衣草…2滴(夜)

＋

- 基底油…10ml

✦ 配方2
- 迷迭香…1滴
- 檸檬…1滴(晨)

＋

- 基底油…10ml

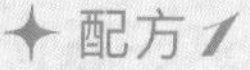

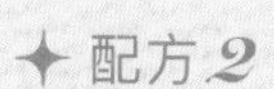

作法 ---> 參考P.30

將精油與喜愛的基底油混合，按摩直到舒緩為止。

薰香

✦ 配方1
- 戶田橘…1滴
- 檸檬…1滴

✦ 配方2
- 迷迭香…1滴
- 檸檬…1滴

作法

---> 參考P.23

在裝有熱水的馬克杯中加入精油，吸入蒸氣。

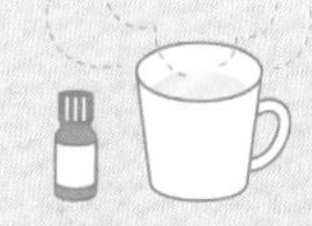

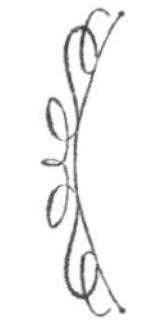

注意力不集中

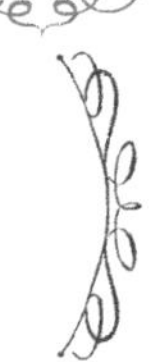

促使腦部恢復活性

是否曾有過因擔心或煩惱的事情盤繞心頭，而覺得注意力無法集中的經驗呢？一旦注意力渙散的狀態持續，不僅會妨礙工作或課業，健忘也會變得嚴重，甚至有可能會造成受傷。此時，建議使用能活化腦部的精油。

使用檸檬、葡萄柚或絲柏精油，以凝聚身心、改善血液循環吧！具有強身健體作用的迷迭香可以促進血液和淋巴流動、提高注意力。

薰香

✦ 配方1
- 四萬十薑…1滴
- 檸檬…1滴

✦ 配方2
- 檸檬香茅…1滴
- 黑胡椒…1滴

✦ 配方3
- 迷迭香…1滴
- 葡萄柚…1滴

✦ 配方4
- 茶樹…1滴
- 絲柏…1滴

✦ 配方5
- 戶田橘…1滴

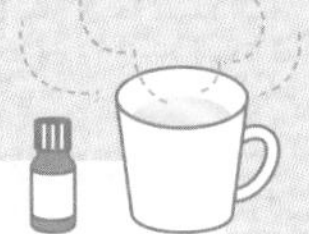

作法 ---> 參考P.23

在裝有熱水的馬克杯中加入精油，吸入蒸氣。

芳香噴霧

✦ 配方
- 樟樹…2滴
- 葡萄柚…2滴

＋

- 無水酒精…3ml
- 純水…27ml

作法

---> 參考P.36

在無水酒精中加入精油，接著加入純水充分混合製成噴霧。

❗ 樟樹請選擇使用含有較多沉香醇的種類。

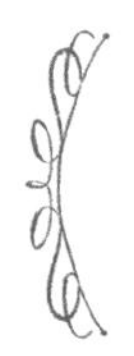

失眠症

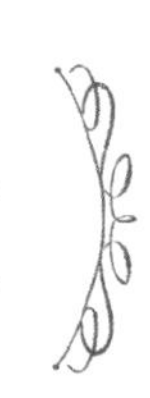

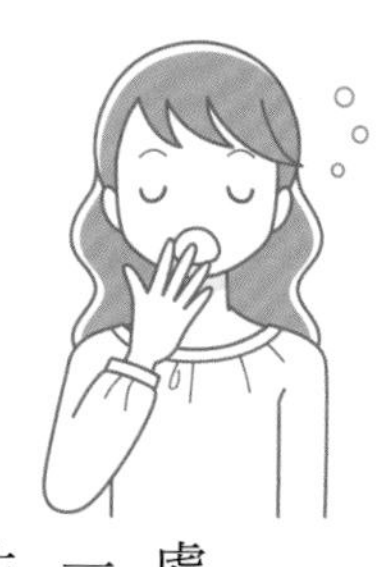

提昇睡眠品質

遲遲無法入眠，總是處於淺眠，像這樣的狀態一旦演變成長期且持續發生，就是失眠症。利用天然香氣的精油芳療調整生理節奏，來提昇安眠效果吧！在精油芳療當中，許多精油具有將掌管情緒亢奮的交感神經鎮靜下來，讓副交感神經佔優先順序的效果。

建議利用有助於改善深層疲勞和荷爾蒙平衡失調的羅馬洋甘菊以及真正薰衣草，再以可消除不安的沉香醇百里香和橙花營造放鬆時刻。

薰香

✦ 配方1

- 馬鬱蘭…2滴
- 羅馬洋甘菊…1滴
- 佛手柑…1滴

✦ 配方2

- 高野日本金松…1滴

✦ 配方3

- 沉香醇百里香…1滴
- 橙花…1滴

✦ 配方4

- 真正薰衣草…1滴
- 羅馬洋甘菊…1滴
- 柳橙…1滴

作法

---> 參考P.23

在裝有熱水的馬克杯中加入精油，吸入蒸氣。

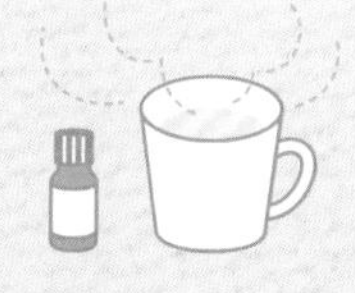

精油泡澡

✦ 配方1

- 日本黑文字鈞樟…1滴
- 真正薰衣草…1滴

✦ 配方2

- 真正薰衣草…1滴
- 羅馬洋甘菊…1滴
- 馬鞭草…1滴

作法 ---> 參考P.26

在40℃左右的熱水中加入精油，充分攪拌均勻後沐浴。

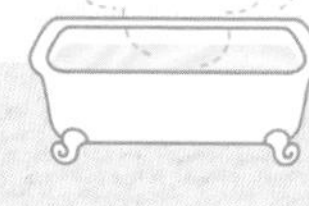

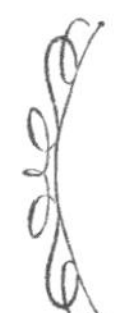

情緒憤怒（壓力・不安・焦躁）

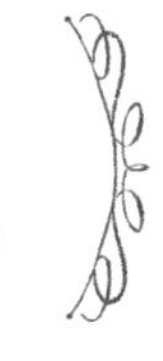

排除心靈毒素

雖然肉眼無法得見，但壓力、不安和焦躁會在不知不覺間累積。長期累積心靈毒素，造成自律神經失調，進而引發身心不適的案例也不在少數。精油芳療有助於排除心靈毒素以平靜度日。

香氣具有抑制焦慮和憤怒，帶來鎮靜的效果。特別是香蜂草、檀香及乳香，是有助於精神層面的精油，相當有效。此外有鎮靜作用的真正薰衣草和佛手柑用於按摩也不錯。

塗抹

✦配方
- 柳橙…2滴
- 苦橙葉…1滴
- 乳香…1滴

＋

- 基底油…20ml

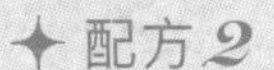

作法 ---> 參考P.32

將精油與喜好的基底油混合，取適量塗抹。

建議

一開始先以手浴等方式溫暖手部後，再溫柔輕撫胸下、腹部或腳底吧！以舒適的香氣和膚觸呵護自己，可安定心靈。

薰香

✦配方1
- 香蜂草…1滴

✦配方2
- 檀香…1滴
- 乳香…1滴

✦配方3
- 香蜂草…1滴
- 馬鞭草…1滴

✦配方4
- 真正薰衣草、柳橙、檀香任選1種1滴

作法 ---> 參考P.23

在裝有熱水的馬克杯中加入精油，吸入蒸氣。

以香氣平靜心靈

柑橘香氣的苦橙葉、佛手柑和桔的香味能夠讓情緒平靜，振奮心情。

除了薰香，也可以按摩肚臍稍下的丹田，以其為中心輕輕地按壓，能使情緒緩和下來。請試著想像心靈毒素被洗滌掉的樣子，同時進行按摩。

芳香噴霧

✦ 配方

- 苦橙葉…2滴
- 乳香…3滴
- 真正薰衣草…3滴

＋

- 無水酒精…5ml
- 純水…45ml

作法

---> 參考P.36

在無水酒精中加入精油，接著加入純水充分混合製成噴霧。

按摩

✦ 配方1

- 真正薰衣草…1滴
- 橙花…1滴

＋

- 基底油…10ml

✦ 配方2

- 真正薰衣草…1滴
- 佛手柑…1滴

＋

- 基底油…10ml

✦ 配方3

- 真正薰衣草…1滴
- 桔…1滴

＋

- 基底油…10ml

✦ 配方4

- 橙花…1滴
- 西洋耆草…1滴

＋

- 基底油…10ml

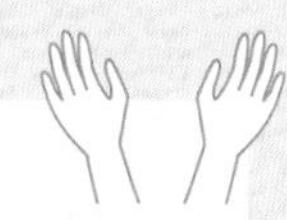

作法 ---> 參考P.30

將精油與喜愛的基底油混合，按摩胸下或腹部。

包裝起來，也能當作小禮物！

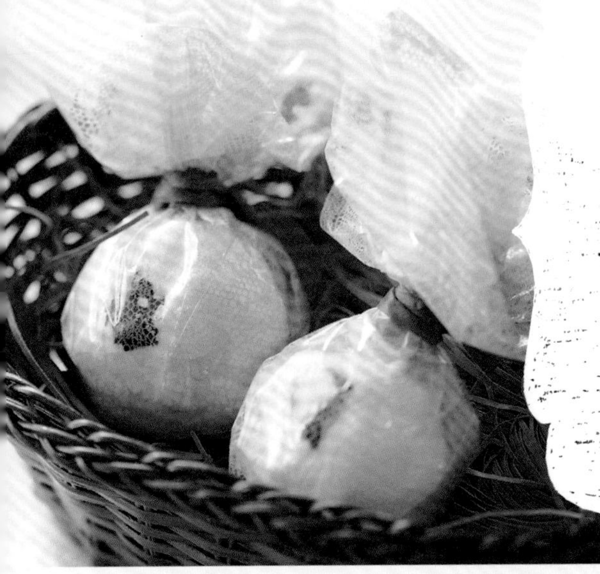

Column1

用精油製作入浴劑 & 清潔用品

咕嚕咕嚕冒泡泡的泡澡球，
還有清潔用的去汙劑、噴霧，
製作輕鬆，相當便利。
不但能選用喜歡的香氣，
要用於清潔的話，
有抗菌作用的精油就更棒了！

唰～地冒泡 迷你泡澡球

準備物品（2個份）

A
- 天然鹽…6g
- 小蘇打…30g
- 檸檬酸…10g
- 玉米粉…10g

- 甘油…1/2小匙
- 喜好的精油…3～6滴
- 乾燥玫瑰花瓣（任意）…數片

作法

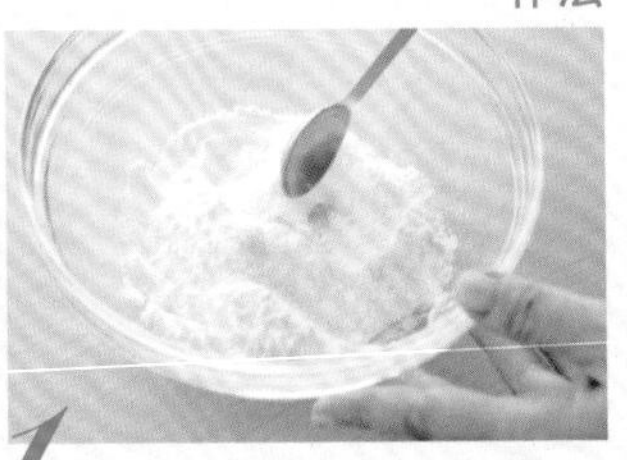

1 將A全部加入乾燥的調理盆中，充分混合。

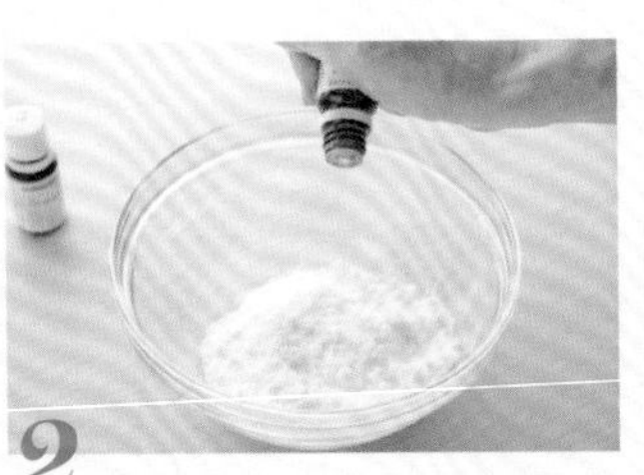

2 在*1*中加入甘油和精油，再繼續混合。

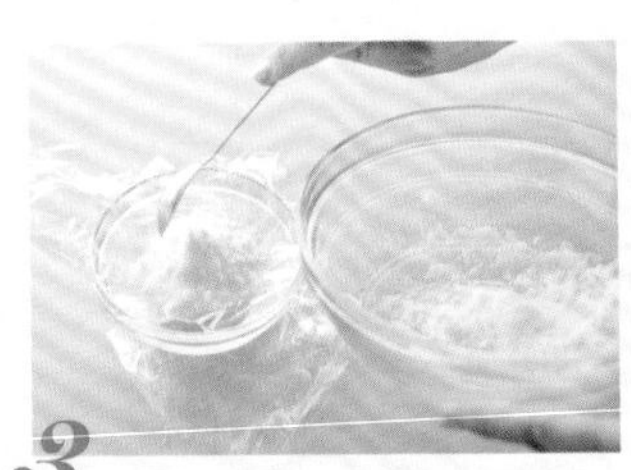

3 在另一個小容器中鋪上保鮮膜，加入一半的*2*。

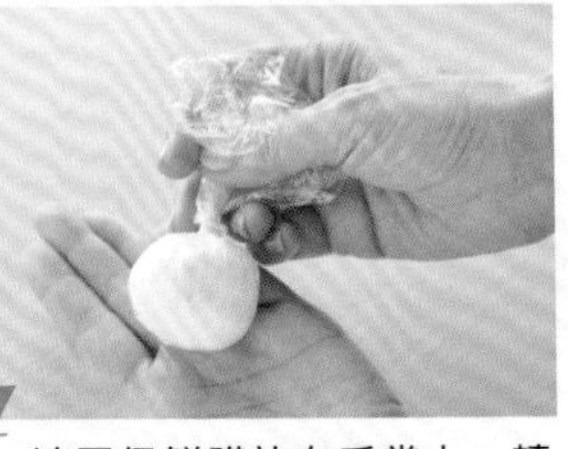

4 連同保鮮膜放在手掌上，轉緊開口塑形成球狀。

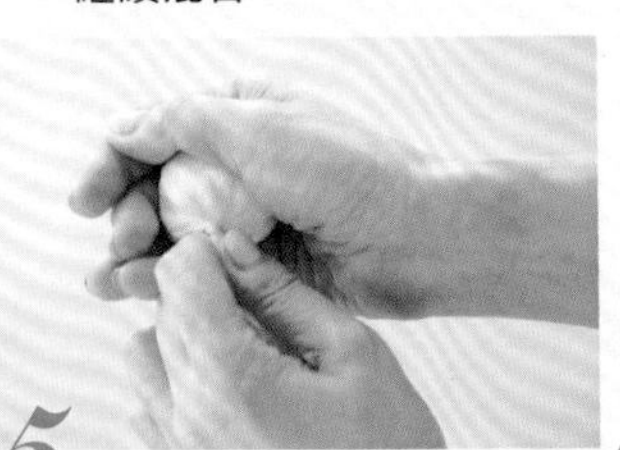

5 先解開保鮮膜，放上玫瑰花瓣，接著再次以保鮮膜包覆並轉緊。

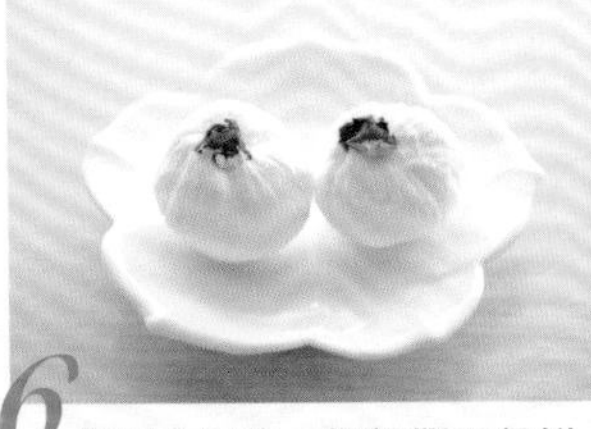

6 靜置1日後，輕輕撕下保鮮膜，不會散開就完成了。

用於除臭、殺菌
檸檬酸噴霧

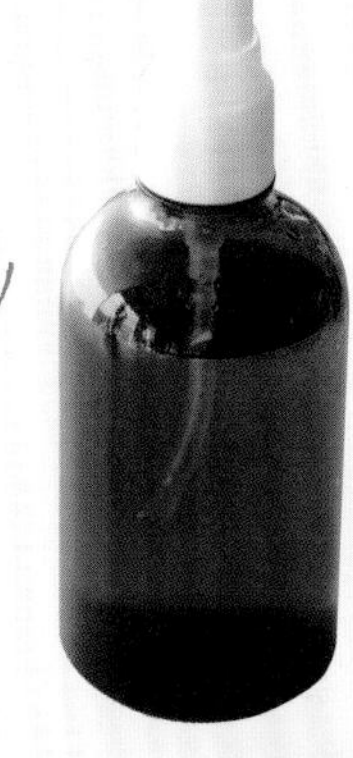

準備物品
- 水...100ml
- 檸檬酸...1/2小匙
- 喜好的精油…2～3滴

推薦精油 胡椒薄荷1滴、茶樹2滴

※避免使用於大理石材質的水槽或砧板以及鐵製品上。請遵守檸檬酸包裝上標示的注意事項。

噴在廁所馬桶上擦拭便能除臭殺菌。清潔鏡子等物品時亦可使用。

作法

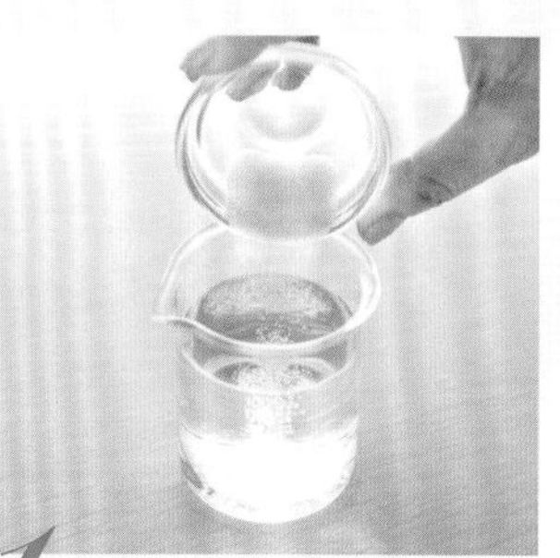

1 在水中加入檸檬酸。

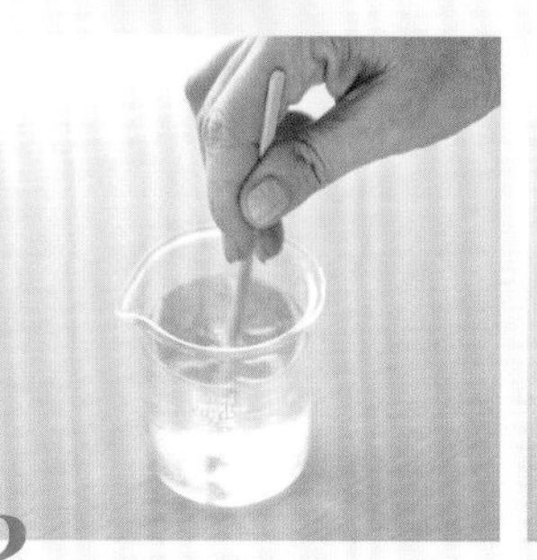

2 攪拌使其完全溶解，溶解後就倒入噴瓶中。

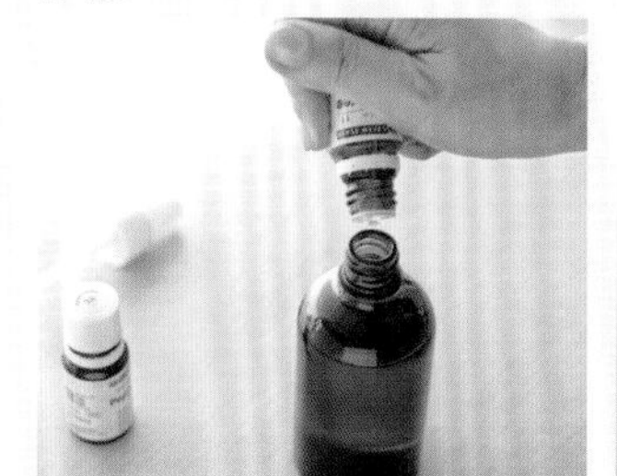

3 在2中加入精油。充分搖晃後就完成了。

除汙垢適用
小蘇打去汙劑

可當成除臭劑撒在水槽廚餘桶或排水口濾網中。此外，當成去汙劑時，則塗在水槽汙垢上靜置一會兒，用海綿刷洗後以清水沖除。

準備物品
- 小蘇打…30g
- 喜好的精油…6滴

推薦精油 尤加利3滴、檸檬3滴

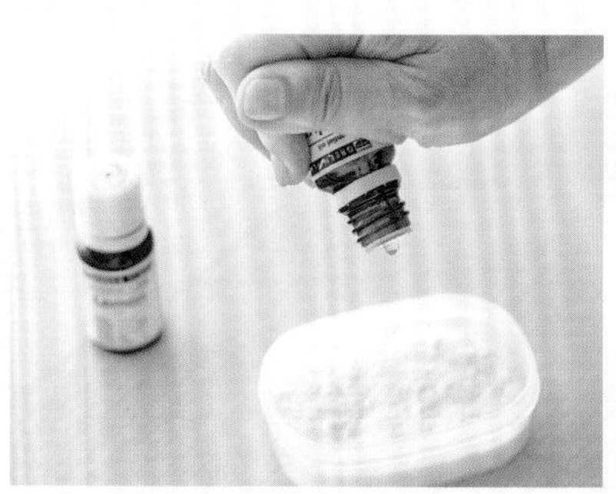

作法
將小蘇打裝在手邊有的小盒子中，滴入精油蓋上蓋子，充分搖晃之後就完成了。

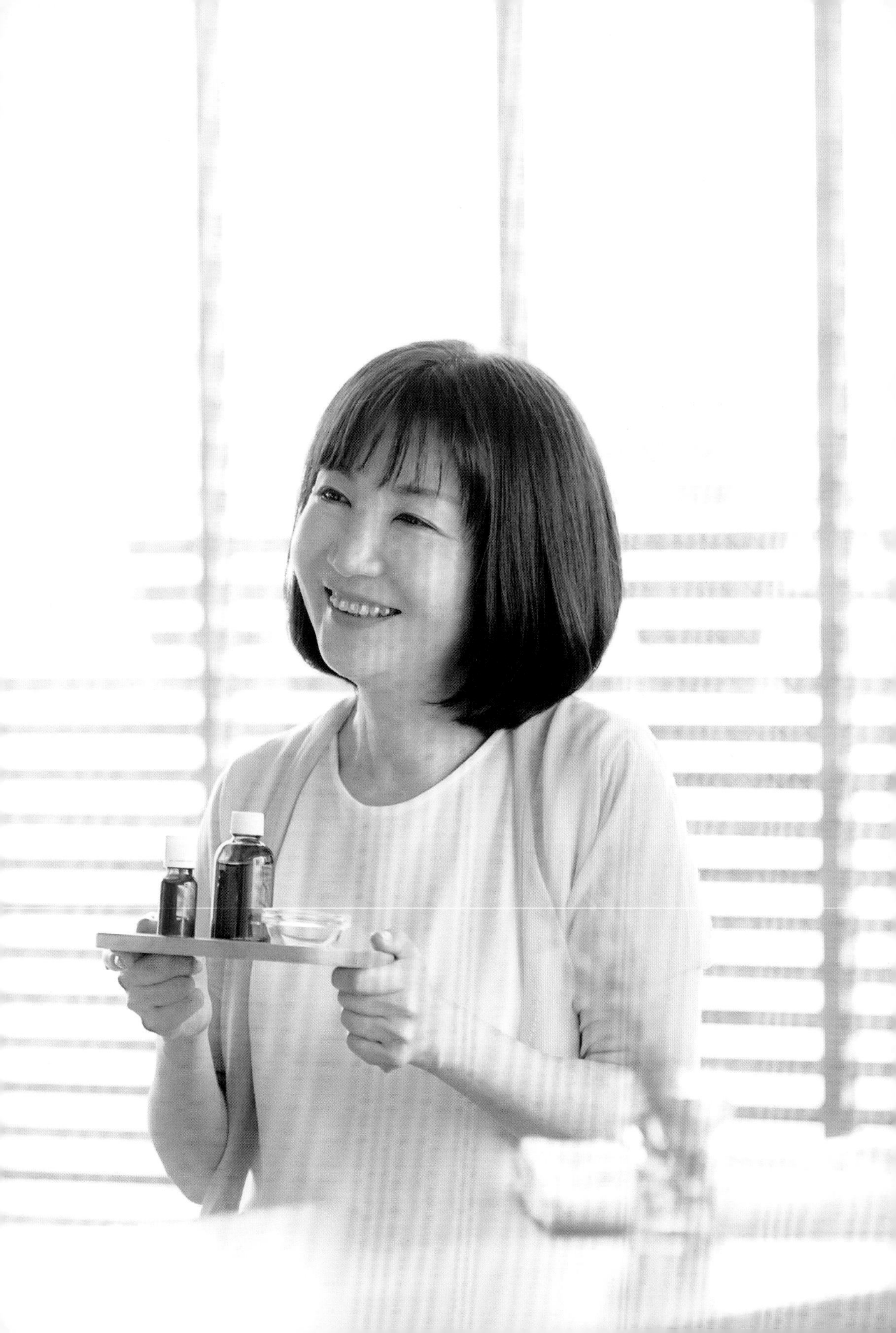

Lesson4

有助於健康&美容的 53 種精油圖鑑

芳療商店中琳琅滿目的精油。

只靠精油名稱，很難抉擇。

在此選出容易取得的精油

和最近發展活躍的日本產熱門精油，

並抓出重點、彙整特色。

同時也附上常用的基底油

和純露的基本資訊。

依蘭

學名：*Cananga odorata*
科名：番荔枝科
萃取部位 花朵
萃取方法 水蒸氣蒸餾法
主要成分 沉香醇、香葉醇、金合歡醇、乙酸苄酯、苯甲酸苄酯、苯甲酸甲酯

緩解身心靈的緊繃和不安

依蘭的語源來自菲律賓的他加祿語中，意為「花中花」的Alang Ilang。具有類似茉莉的濃郁甜美東方調異國香氣。能帶來沉醉感和高亢感，自古以來便做為香料的原料使用。可緩解身心緊繃和不安，有助找回自信。也適合用於肌膚與頭髮保養。

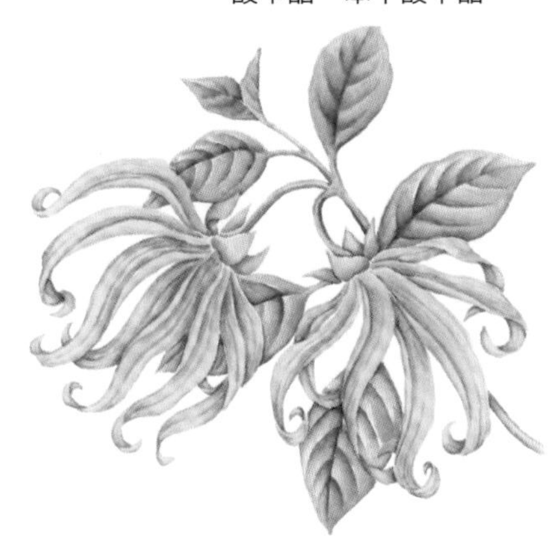

柳橙

溫和緩解失眠和孤獨感

柳橙的香氣具有溫暖包覆冰冷身心的力量。可溫和地作用於不安以及孤獨感所導致的失眠與憂鬱症狀，以及壓力所引發的胃腸不適。

對於兒童有特別良好的放鬆效果，用於睡不著或無法平撫興奮時的薰香或按摩相當有效。

學名：*Citrus vulgaris*
科名：芸香科
萃取部位 果皮
萃取方法 壓榨法
主要成分 檸檬烯、沉香醇、檸檬醛(諾卡酮)

Elettaria cardamomum

豆蔻

帶來活力，提昇注意力

相傳原產自印度及斯里蘭卡，從西元前就做為藥材，在中東也被當成香料而多加使用，是歷史悠久的植物。精油有助於改善消化系統不適，還可以刺激腦部，讓恍惚的頭腦變得清醒。具有種子精油特有之提昇生命力的能量。

學名：*Elettaria cardamomum*
科名：薑科
萃取部位 種子
萃取方法 水蒸氣蒸餾法
主要成分 桉葉素、乙酸松油酯、香檜烯、沉香醇

Salvia sclarea

快樂鼠尾草

PMS和更年期障礙的對症剋星

香氣宛如麝香葡萄、甜美獨特的快樂鼠尾草，具有調整女性荷爾蒙，緩解身心緊張的作用。對於經痛或PMS(經前症候群)，甚至是因為更年期引起的自律神經失調所導致的症狀(憂鬱、興奮、孤獨感等)也有效。

在開車或專注工作時要避免使用。與酒類相剋，因此請勿使用於飲酒時。

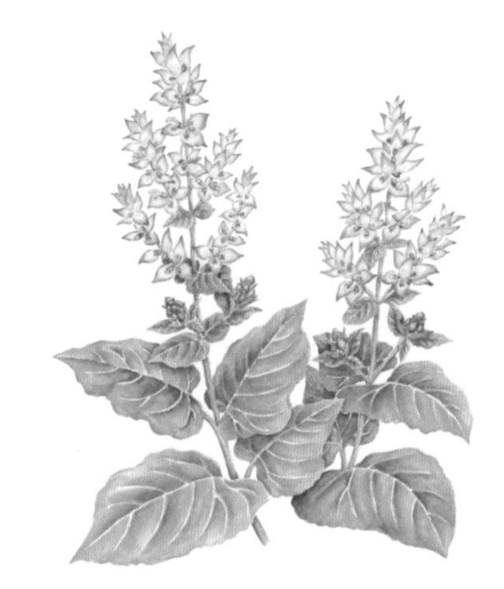

學名：*Salvia sclarea*
科名：唇形花科
萃取部位 葉片
萃取方法 水蒸氣蒸餾法
主要成分 乙酸沉香酯、沉香醇、香紫蘇醇

葡萄柚

學名：*Citrus paradisi*
科名：芸香科
萃取部位　果皮
萃取方法　壓榨法
主要成分　檸檬烯、諾卡酮
注意事項　需注意光毒性以及皮膚刺激。

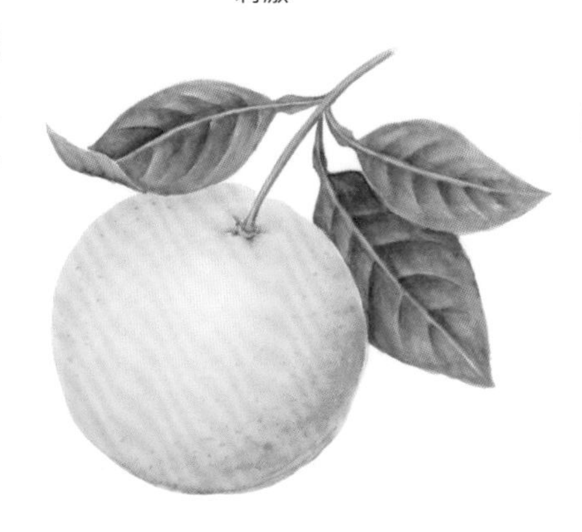

促進排除多餘水分和老廢物質

具有舒緩壓力，以及強健胃腸、肝臟和膽囊的作用。由於可刺激淋巴系統，促進體液循環，因此用於宿醉或感冒復原期的效果良好。此外，亦可使用於消除疲勞及調整食慾。芳香成分中的諾卡酮能活化交感神經，具有促進體脂肪燃燒的效果，因此也被稱之為減肥的好幫手。由於有優越的除臭作用，因此也使用在預防體味。

日本黑文字釣樟

從壓力中解放讓人放鬆

日本自古以來的原生植物，相傳因葉片上有黑色斑點，所以日文稱作「黑文字」。能夠舒緩日常疲勞，帶來恢復活力及放鬆的時刻，因此推薦使用於精油泡澡等方面。此外，也可利用在抗菌、防蟲與除臭等狀況。

學名：*Lindera umbellata*
科名：樟科
萃取部位　葉、枝
萃取方法　水蒸氣蒸餾法
主要成分　沉香醇、香葉醇、桉葉油醇、松油烯-4-醇

Copaifera reticulata

古巴香脂

提昇抗發炎作用和自然治癒力，打造健康肌膚

學名：*Copaifera reticulata*
科名：豆科
萃取部位　採集自樹皮的樹脂
萃取方法　水蒸氣蒸餾法
主要成分　β-石竹烯、葎草烯、杜松烯

自古以來，就被居住在亞馬遜流域的南美原住民當成萬用藥的藥用植物。優異的抗發炎作用在歐美也眾所皆知。深沉的森林香氣，據說具有森林浴的效果，可以放鬆身心、緩解不安，並提昇自然治癒力。同時也有幫助肌膚防止細菌與乾燥的作用。能夠淨化空間，對於呼吸系統也有良好的效果。

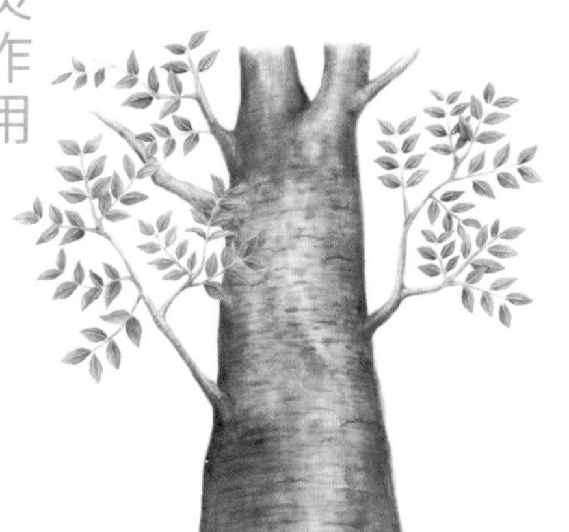

Cupressus sempervirens

絲柏

促進淋巴循環，瘀滯暢快改善

日文的名稱叫做「系杉」。原產於地中海，自古以來就被當成神聖之樹而受重視。抗腐蝕及抗害蟲的能力優秀，被廣泛地用作寺廟建材。可防止注意力不集中、提昇全身的抵抗力。改善血流以及淋巴流動，具有調整體內水分的作用，因此做為調配消水腫按摩油複方中的成分之一廣受歡迎。

學名：*Cuperessus sempervirens*
科名：柏科
萃取部位　葉片和毬果
萃取方法　水蒸氣蒸餾法
主要成分　α-蒎烯、δ-3-蒈烯、松油醇

Santalum album

檀香

學名：*Santalum album*

科名：檀香科

萃取部位 木質部（樹心）

萃取方法 水蒸氣蒸餾法

主要成分 α-檀香醇、β-檀香醇

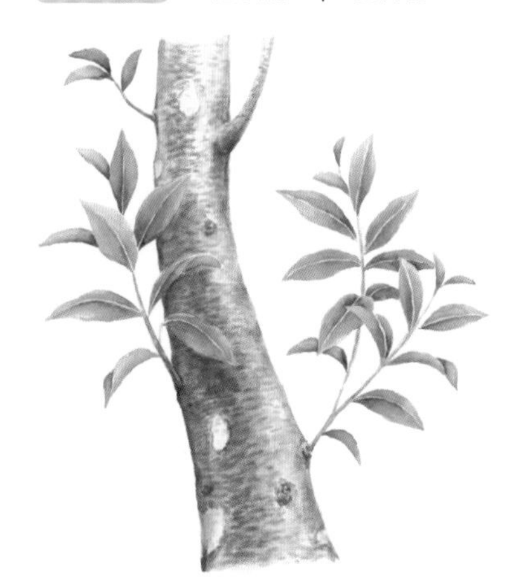

調整身心平衡的神聖香氣

在印度稱之為「招喚清涼之樹」，自古以來便使用在宗教儀式及寺廟建材。是寺廟焚香不可欠缺的原料，是有助於鎮靜憤怒、斷開對事物的執念，並調整身心平衡的香氣。從古代時也於傳統醫學中加以利用，由於能促進血液和淋巴循環，有優異的抗菌效果，因此對於泌尿系統和呼吸系統的感染疾病很有效。

Cedrus atlantica

大西洋雪松

療癒疲憊的心靈，賦予身心活力

也出現在舊約聖經中的雪松，在閃米語中為「神聖之木」。在古埃及則因防腐效果，故使用在製作木乃伊上。具有緩解不安的鎮靜與緩和作用，普遍認為對於神經衰弱和注意力不集中有良好的效果。此外，還能改善淋巴流動與防止脂肪囤積，因此也應用於橘皮組織和水腫。可抑制過剩的皮脂分泌，青春痘和油性肌膚者也都適用。

學名：*Cedrus atlantica*

科名：松科

萃取部位 木質部（樹心）

萃取方法 水蒸氣蒸餾法

主要成分 β-雪松烯、α-雪松烯、α-大西洋酮

德國洋甘菊

有效對抗過敏、搔癢及肌膚發炎

學名：*Matricaria recutita*
科名：菊科
萃取部位 花朵
萃取方法 水蒸氣蒸餾法
主要成分 甜沒藥醇氧化物、β-金合歡烯、母菊天藍烴、大根香葉烯 D

為歐美自古以來眾所皆知的「萬能草藥」，從幼兒到老年人皆可用，是能安心地廣泛使用的植物。

做成香草茶，平靜心神的效果廣為人知，也曾出現在廣受全世界喜愛的「彼得兔」故事之中。

蒸餾精油時所產生的其中一種成分，是具有抗組織胺作用的母菊天藍烴，因此有消炎、鎮靜及抗過敏等功效。

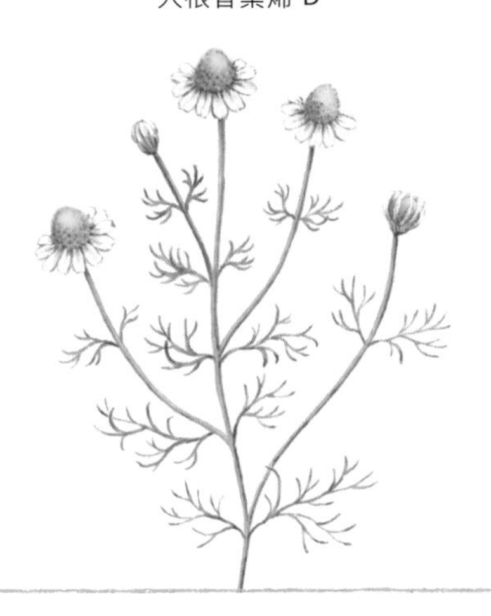

Jasminum grandiflorum

大花茉莉

放鬆情緒，帶來幸福感

據說從８０００朵花中只能萃取出約１g左右，是昂貴的精油之一。被稱作「香之女王」，據說可活化能產生高亢感和幸福感的腦內神經傳導物質的分泌。

其香氣可調整情緒平衡，帶來心靈的寬裕。由於對於生殖系統和泌尿系統問題可有效改善，因此適用於經痛與ＰＭＳ等症狀。因香氣濃郁，建議少量使用。

學名：*Jasminum grandiflorum*
科名：木樨科
萃取部位 花朵
萃取方法 溶劑萃取法
主要成分 乙酸苄酯、沉香醇、乙酸沉香酯、茉莉酮

杜松漿果

學名：*Juniperus communis*
科名：柏科
萃取部位 果實
萃取方法 水蒸氣蒸餾法
主要成分 α-蒎烯、石竹烯、龍腦、香茅醇

有助於身心排毒

由於擁有強力的空間淨化能力，因此歐洲從中世紀起便使用於醫院等場所。但杜松漿果更值得關注的重點在於它的排毒作用。可促進體內滯留的多餘水分和老廢物質排出。藉由排除多餘物質，對於水腫、虛冷體質、肩膀僵硬和肌肉痠痛等病症能發揮良好功效。具有活化身心的作用，還能夠帶來宛如森林浴般，重振心靈的效果。

蘋果天竺葵

學名：*Pelargonium odoratissimum*
科名：牻牛兒苗科
萃取部位 葉片
萃取方法 水蒸氣蒸餾法
主要成分 香茅醇、香葉醇

平衡身心，改善不適

雖然香氣近似於玫瑰，但略帶甜味。由於可調整自律神經和荷爾蒙平衡，對於更年期障礙等應用上很有效果。

在中世紀歐洲，亦被種植於玄關前方用以驅邪。由於會散發出昆蟲不喜歡的氣味，因此和藍膠尤加利等精油調合亦可製作成自製除蟲用品。

對於肌膚也有平衡皮脂的作用，無論乾性肌膚或油性肌膚皆適用。

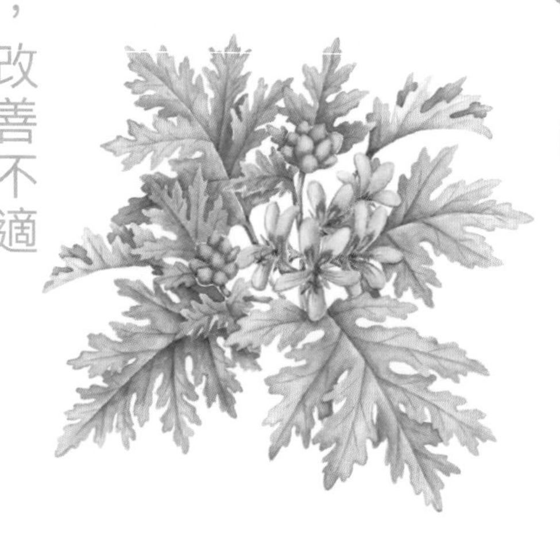

Thymus vulgaris ct.linalool

沉香醇百里香

發揮抗菌作用，預防呼吸器官感染

具有防腐作用的百里香，自古就被用在肉類和魚類的保存與調味上。抗菌作用優異，也使用在預防病原菌的感染。

在其數個種類之中，沉香醇類帶著辛香且甘甜的香氣，作用溫和是其特色。抗菌、化痰與鎮靜效果的加乘作用，對於支氣管炎和咳嗽等反覆發生的呼吸系統疾病很有效果。

學名：*Thymus vulgaris ct. linalool*
科名：唇形花科
萃取部位　葉片
萃取方法　水蒸氣蒸餾法
主要成分　百里酚、香芹酚

Melaleuca alternifolia

茶樹

強效抗菌力且對肌膚溫和

原產自澳洲的喬木，澳洲原住民活用茶樹葉片的抗菌力，以用做治療感染的藥物。名稱源自於將葉片泡茶的飲用方式。

具有強效抗菌、抗真菌以及抗病毒作用，且不刺激肌膚和黏膜。適用於感冒、流感及花粉症等。此外，由於也有提昇免疫力的效果，因此也推薦於病後使用。

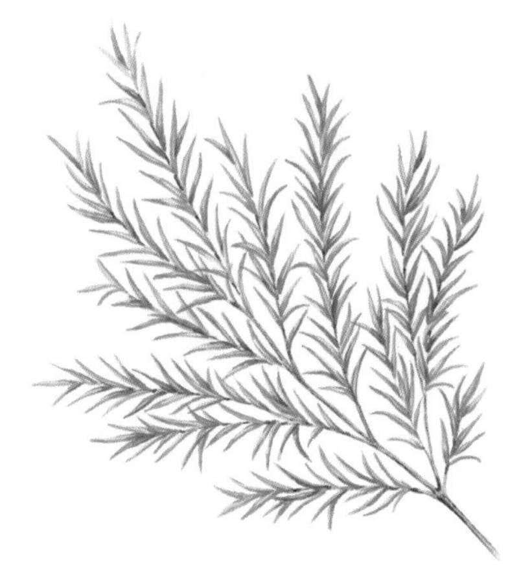

學名：*Melaleuca alternifolia*
科名：桃金孃科
萃取部位　葉片
萃取方法　水蒸氣蒸餾法
主要成分　松油烯-4-醇、桉葉油醇、α-松油烯、γ-松油烯

五脈白千層

學名：*Melaleuca viridiflora*
科名：桃金孃科
萃取部位　葉片、嫩枝
萃取方法　水蒸氣蒸餾法
主要成分　桉葉油醇、α-松油醇、五脈白千層醇

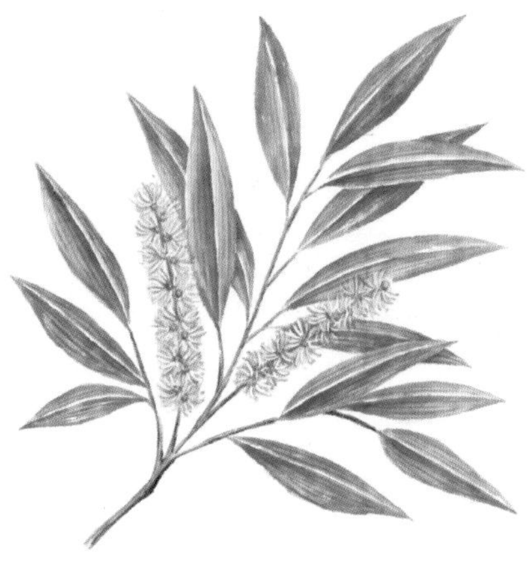

抗菌作用有效對抗感染

原產自澳洲與新喀里多尼亞，是茶樹的近親，又名綠花白千層。和茶樹相同，擁有優秀的抗菌力，自古以來就被視為萬用藥。

抗病毒與抗菌作用強大，適用於感冒、支氣管炎與咽喉炎等炎症。可刺激免疫系統，除了呼吸器官的感染之外，對於皮膚疾病也具有良好功效。

橙花

學名：Citrus aurantium
科名：芸香科
萃取部位　花朵
萃取方法　水蒸氣蒸餾法
主要成分　沉香醇、β-蒎烯、檸檬烯、乙酸沉香酯

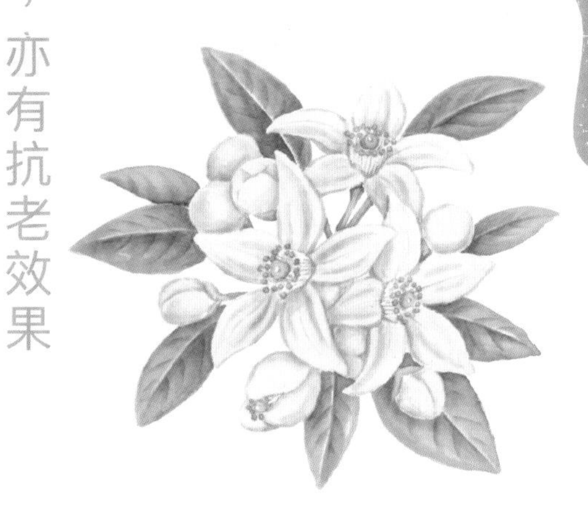

回復平靜，亦有抗老效果

相傳為17世紀義大利內羅拉公國的王妃所喜愛，萃取自苦橙花朵的香氛。由於能幫助在興奮與鎮靜間取得平衡，因此可平復失眠、高血壓與心悸，並且對於神經性消化不良、腹痛及腹瀉等症狀有效。

當壓力或不安情緒高漲時，有助於回復沉著平靜。普遍認為有助於改善老化肌膚，在美容領域中用於促進細胞再生，以改善皺紋和鬆弛。此外適用預防妊娠紋。

Lippa citriodora

馬鞭草（檸檬馬鞭草）

學名：*Lippa citriodora*
科名：馬鞭草科
萃取部位 葉片
萃取方法 水蒸氣蒸餾法
主要成分 檸檬醛、香葉醇、沉香醇

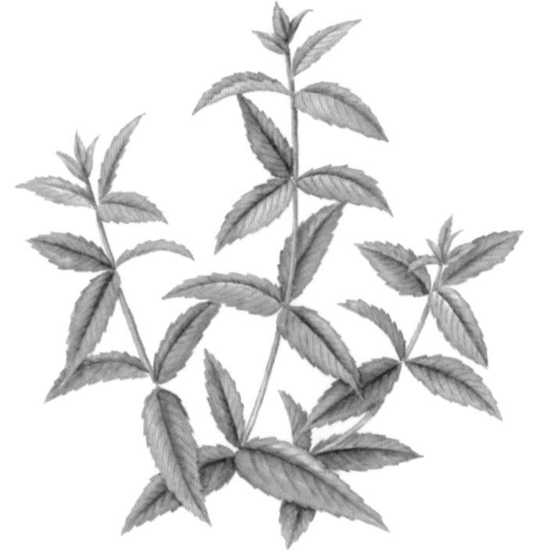

柑橘類的清爽香氣能治癒消化系統

原產自南美洲，17世紀由葡萄牙及西班牙人引進。自此之後，在歐洲便被知名藥草專家們推廣，其香草茶成為咖啡館中的必備飲品而廣為人知。香氣具有鎮靜、緩和，以及調整消化系統機能的作用，因此可舒緩消化不良等不適症狀，對於改善PMS和失眠也有效果。

Pogostemon patchouli

廣藿香

促進老廢物質排除，有助肌膚再生

是長久以來被使用於印度和中國傳統醫療中的植物，防蟲效果也很著名。甘甜辛香，宛如土壤的香氣，據說可以安定心靈，還能夠促進感官的歡愉感，以及激發創造力。

溫暖身體的同時也具有消炎作用，對於消除疲勞、腹瀉、便祕、消化不良，以及更年期障礙與PMS皆有效。亦有抑制食慾的效果。

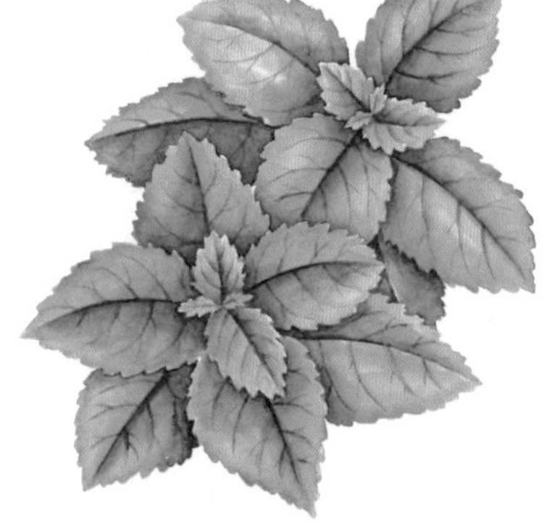

學名：*Pogostemon patchouli*
科名：唇形花科
萃取部位 葉片、樹枝
萃取方法 水蒸氣蒸餾法
主要成分 廣藿香醇、α-廣藿香烯、α-布藜烯、β-廣藿香烯

玫瑰草

學名：*Cymbopogon martini*
科名：禾本科
萃取部位 葉片
萃取方法 水蒸氣蒸餾法
主要成分 香葉醇、乙酸香葉酯、沉香醇

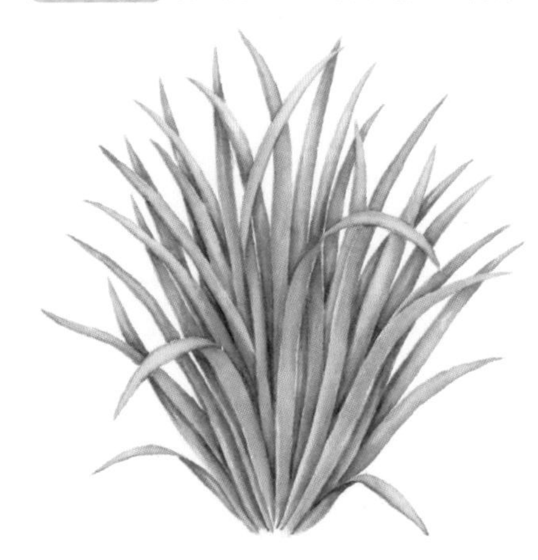

提昇身心防禦機能

結合了讓人聯想到玫瑰的花香以及清爽的柑橘類香氣。主要產地是印度和尼泊爾。能讓精神系統放鬆，使心情開朗、安定心神。

亦可於身體抵抗力機能發揮作用，能夠抵禦細菌和病毒。在美容領域中，由於保濕效果佳，常使用於各種肌質的肌膚保養。

甜茴香

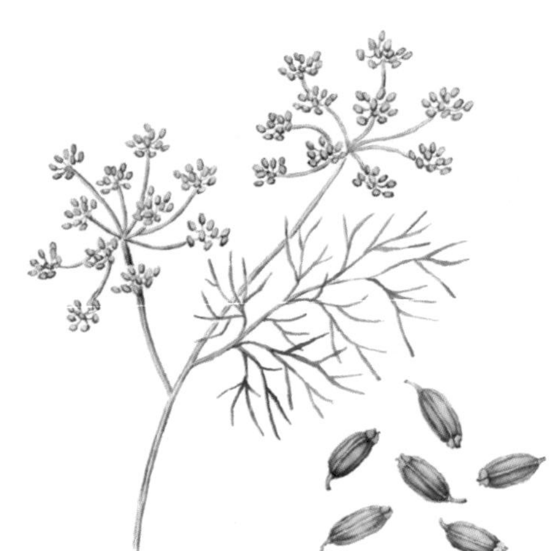

學名：*Foeniculum vulgare*
科名：繖形科
萃取部位 種子（果實部位）
萃取方法 水蒸氣蒸餾法
主要成分 反式茴香腦、小茴香酮、香艾菊腦

甜美辛辣的香氣有益於消化系統

甜茴香的香草做為食材被廣泛運用，自古以來亦被當成香料茶飲用。由於具有調整荷爾蒙分泌的作用，對於改善月經毛病或更年期障礙具有效果。

幫助健胃和促進消化，應用於解毒及調整食慾等腸胃症狀。能幫助排除多餘水分和老廢物質，也被應用於改善水腫和橘皮組織。

苦橙葉

柑橘系特有的苦香
幫助心靈放鬆紓解

苦橙葉(Petitgrain)意為「小顆粒」，緣於柳橙未成熟的小果實。現今主要是萃取自苦橙的枝葉，而自花朵提煉的則為橙花精油。

對於舒緩身心緊繃、促進消化以及幫助安眠等方面具有良好效果。

此外，能讓淋巴流動順暢，舒緩因精氣停滯所引發的肩膀僵硬。

學名：*Citrus aurantium*
科名：芸香科
萃取部位 葉片、嫩枝
萃取方法 水蒸氣蒸餾法
主要成分 乙酸沉香酯、沉香醇、檸檬烯

Piper nigrum

黑胡椒

溫暖身心，
促進脂肪燃燒與代謝

學名：*Piper nigrum*
科名：胡椒科
萃取部位 果實
萃取方法 水蒸氣蒸餾法
主要成分 β-石竹烯、香檜烯、檸檬烯、蒎烯

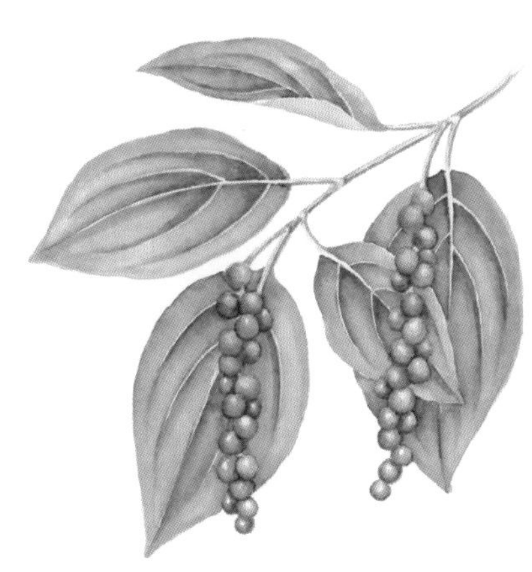

在古羅馬時期昂貴到足以取代貨幣，在醫療領域亦受到重用。長時間乾燥的種類為黑胡椒，短時間乾燥而成的則是綠胡椒。

溫暖身體、促進血液循環，幫助身體靈活動作的同時，也能溫暖心靈，使精神充沛、產生幹勁。有效活化僵硬關節、冰冷浮腫的腿以及腸胃等。

乳香

引導深層呼吸，放鬆緊張情緒

自遠古以來就使用於祭祀的植物。相傳在耶穌誕生的時候，是東方三賢者帶來的其中一項賀禮。

可以舒緩頭痛、生理痛，以及因壓力所導致的急促呼吸，引導呼吸變得深層與緩慢，進而提昇免疫力。由於具有滋潤跟軟化肌膚的作用，推薦容易乾燥、龜裂或老化的肌膚使用。

學名：*Boswellia carterii*
科名：橄欖科
萃取部位　採集自樹皮的樹脂
萃取方法　水蒸氣蒸餾法
主要成分　蒎烯、檸檬烯、小檗鹼、對-傘花烴

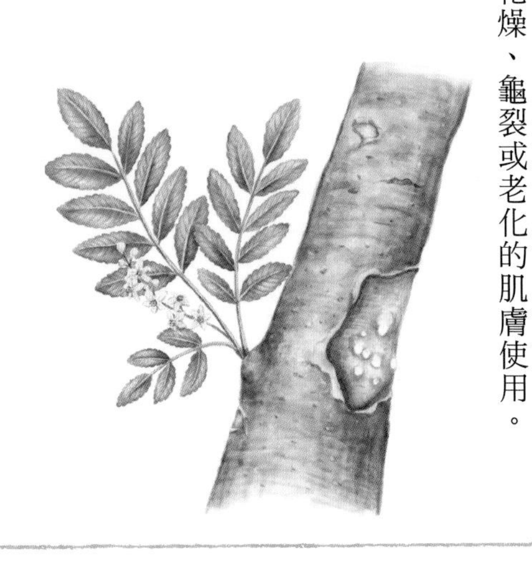

岩蘭草

鎮靜心靈，幫助回復平靜

精油的香味會隨著時間熟成而變得芳醇。調合複方時少量使用，能夠將香氣凝聚起來。可刺激免疫系統，活化內分泌腺體與血液循環。

大地的香氣可冷卻內心的燥熱、調節精氣流動，引導人邁向踏實的精神狀態。滋養作用也用於經期紊亂的調整。

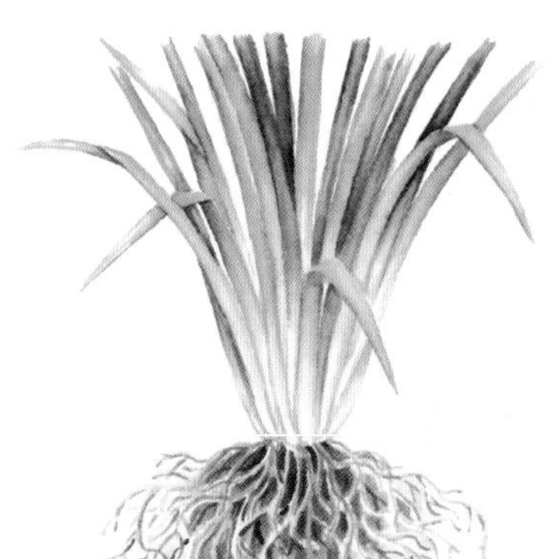

學名：*Vetiveria zizanioides*
科名：禾本科
萃取部位　根部
萃取方法　水蒸氣蒸餾法
主要成分　岩蘭草醇、岩蘭草酮、香根酮、岩蘭草天藍烴
注意事項　禾本科過敏者應避免使用。

Mentha piperita

胡椒薄荷

消除口臭・體臭　讓心情煥然一新

具有清涼感的香氣能刺激中樞神經(腦部)，藉以驅除睡意、防止注意力分散。此外，此精油具有優異的抗痙攣作用，對付過敏性腸道症候群等神經性的腸胃症狀亦有效果。也能除臭、抗菌，因此用於預防口臭和消除體臭也不錯。

針對挫傷與扭傷等急性疼痛具有冷卻作用，對於慢性肩膀僵硬、腰痛等症狀則有促進血液循環的功效，有助於解除疼痛。

學名：*Mentha piperita*

科名：唇形花科

萃取部位　葉片

萃取方法　水蒸氣蒸餾法

主要成分　L-薄荷醇、薄荷酮、薄荷呋喃

注意事項　使用於薰香時，有可能會引發氣管痙攣。此外，亦可能有皮膚刺激的副作用。

Citrus bergamia

佛手柑

引領情緒開朗平穩　專屬於心靈的精油

辛香且清爽的柑橘香氣，不但有重振精神的作用，亦有放鬆效果。可改善因壓力引起的食慾不振或消化不良，對不安、憂鬱和失眠等問題也很有效。

是心靈的常備精油，同時也是接受度廣泛的大眾香氣。

需注意當塗抹於肌膚後，請勿在陽光下曝曬。

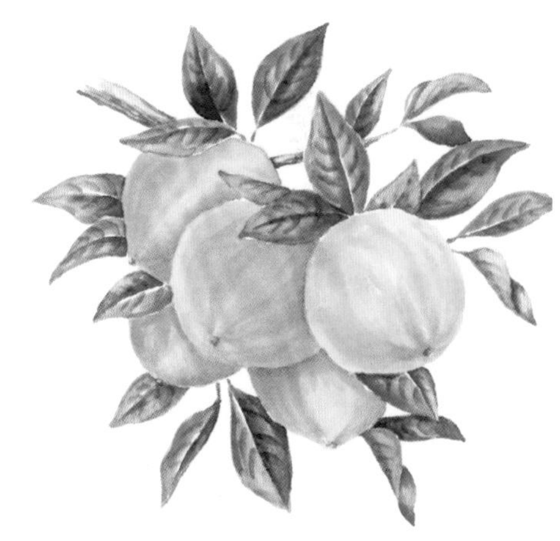

學名：*Citrus bergamia*

科名：芸香科

萃取部位　果皮

萃取方法　壓榨法

主要成分　檸檬烯、乙酸沉香酯、沉香醇、香柑內酯

注意事項　需注意光毒性以及皮膚刺激。

安息香

學名：*Styrax benzoin*
科名：安息香科
萃取部位　採集自樹皮的樹脂
萃取方法　溶劑萃取法
主要成分　苯甲酸酯、肉桂酸鹽、香草醛

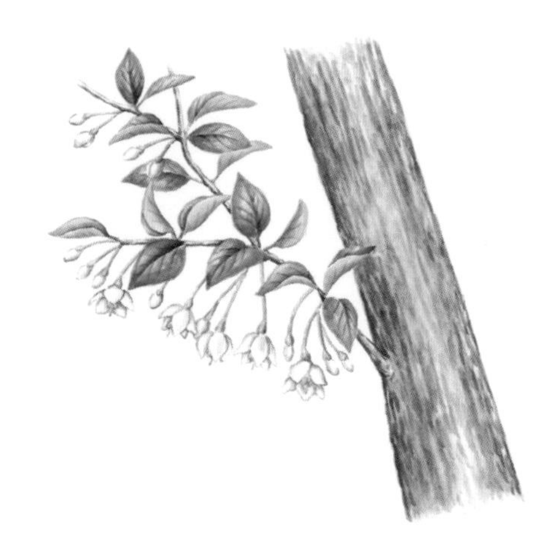

幫助安眠
宛如香草般的甘甜香氣

精油正如其名「安息香」，據說甘甜的香氣可舒緩情緒，有幫助深層呼吸的效果。

適用想使心情平靜沉穩的時候，有益於冥想。對於呼吸系統很有效果，也能控制壓力，因此有助於瘦身。因能幫助傷口復原，與真正薰衣草調合複方對改善手部粗糙相當有效。

Origanum majorana

馬鬱蘭（甜馬鬱蘭）

學名：*Origanum majorana*
科名：唇形花科
萃取部位　葉片
萃取方法　水蒸氣蒸餾法
主要成分　松油烯-4-醇、α-松油烯、香檜烯

具有溫和舒緩
身體疼痛的作用

容易讓人接受的溫暖香氣，具有鎮靜、抗痙攣與促進血液循環的作用。溫暖包覆心理與身體的緊繃，促使放鬆及使淤滯緩解。

能調整自律神經平衡，緩解胃痛、腰痛與頭痛等疼痛，還有使動作靈活的作用。亦可以有效改善失眠。

桔

導向平靜，調節心靈平衡，強化消化系統

原產自中國南部，橘色的果實讓人聯想到明亮的太陽，香氣宛如陽光一般讓心靈平靜。對於憂鬱和神經過敏等敏感的心理狀態很有幫助。此外，小朋友也會喜愛這個香味，因此適用於緩解學校活動帶來的緊張與不安。亦具有軟化肌膚、修復細胞的作用，所以也活用在肌膚保養。另外也可用來解決消化不良以及腹脹的消化問題。

學名：*Citrus reticulata*

科名：芸香科

萃取部位 果皮

萃取方法 壓榨法

主要成分 檸檬烯、檸檬醛、香茅醛、鄰胺苯甲酸甲酯

注意事項 需注意光毒性以及皮膚刺激。

Commiphora myrrha

沒藥

優異的抗菌作用可鎮靜發炎

學名：*Commiphora myrrha*

科名：橄欖科

萃取部位 採集自樹皮的樹脂

萃取方法 水蒸氣蒸餾法

主要成分 蒎烯、杜松烯、桂皮醛、丁香油酚

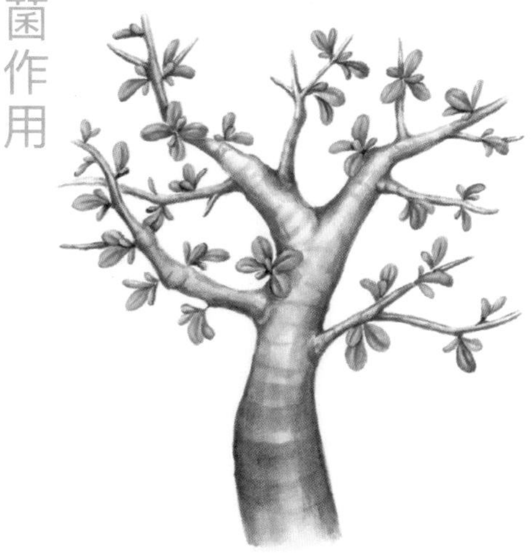

自古便被視為貴重之物，例如當耶穌誕生時，東方三賢者就將沒藥樹脂當成賀禮。據說木乃伊的語源是得名於沒藥，因為其優越的抗菌作用，被用在進行遺體的防腐與保存。

精油的質地相當濃稠，容易凝固。對於口內炎等口腔問題，塗抹的話相當有效。也適用於支氣管炎或喉嚨痛。

帶有刺激性的特殊香氣可舒緩心靈緊繃。

香蜂草（檸檬香蜂草）

學名：*Melissa officinalis*
科名：唇形花科
萃取部位　花朵、葉片
萃取方法　水蒸氣蒸餾法
主要成分　香茅醛、檸檬醛、沉香醇、香葉醇

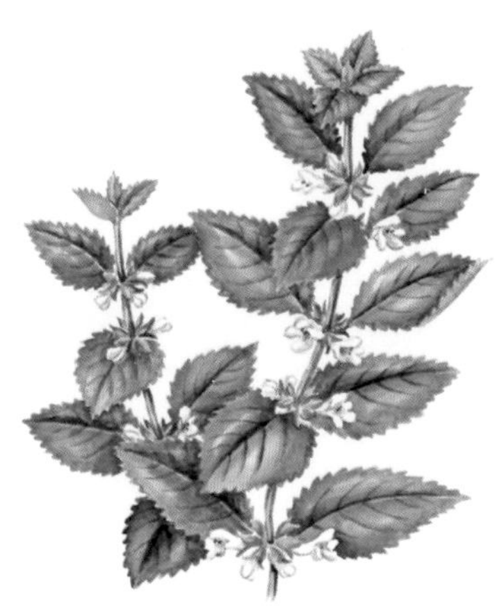

心靈深呼吸 調整感情平衡

香蜂草因受到蜂蜜喜愛而得名。雖然是不須費心便可栽種的植物，但由於萃取後精油含量稀少，約需5噸葉片才能採集約1公升，因此是相當高價的精油。可以鎮靜因為動搖或是恐慌而高漲的情緒，亦可消除嚴重的消沉或無力感，有助調整心靈平衡。

對於頭痛、生理痛與胃痛等身體疼痛也能有效發揮作用。

Achillea millefolium

西洋耆草

學名：*Achillea millefolium*
科名：菊科
萃取部位　葉片、花朵
萃取方法　水蒸氣蒸餾法
主要成分　樟腦、母菊天藍烴、β-蒎烯、大根香葉烯D、α-蒎烯、側柏酮
注意事項　由於含有具神經毒性的側柏酮，請避免長期使用。

能加速傷口癒合，抑制搔癢

學名來源於希臘神話當中，阿基里斯以此藥草治癒在特洛伊戰爭時受的傷。

和德國洋甘菊相同，因「母菊天藍烴」這種深藍色的精油成分，而具有鎮靜、抗發炎等作用，用在處理傷口及緩解疼痛。

能夠改善血液循環、舒緩肌肉緊繃，因此可抑制經痛與改善更年期不適。

Eucalyptus globulus

藍膠尤加利

鎮靜發炎，提昇呼吸機能

自古以來便被澳洲原住民使用的尤加利，其種類數量多達數百種。

在藥用的精油當中，藍膠尤加利的特色是幫助改善感冒、流感、支氣管炎以及花粉症等呼吸系統不適症狀。

香味芬芳，價格較為實惠又好用，因此適用在青春痘、護髮、抗菌與除蟲等生活中的多種狀況。

學名：*Eucalyptus globulus*
科名：桃金孃科
萃取部位　葉片
萃取方法　水蒸氣蒸餾法
主要成分　桉葉油醇、α-蒎烯、類黃酮

Citrus junos

日本柚子

促進血液循環，溫暖身體提昇免疫力

學名：*Citrus junos*
科名：芸香科
萃取部位　果皮
萃取方法　壓榨法
主要成分　檸檬烯、松油烯、α-蒎烯、β-水芹烯

日本柚子在日本非常親民、普遍，至今還留有「冬至要泡柚子浴」的習慣。

若使用在精油泡澡中，可溫暖身體、消除僵硬和痠痛，並提高身心的放鬆效果，以加強免疫力。有促進血液循環及改善虛冷，進而達到強健神經等效果，幫助維持身心健康。

此外，能軟化頭皮、預防頭皮屑，因此也常被用在生髮劑和洗髮精當中，其抗菌與消毒的作用，對於手部粗糙或逆剝也很有效。

真正薰衣草

能緩解各種壓力的萬用精油

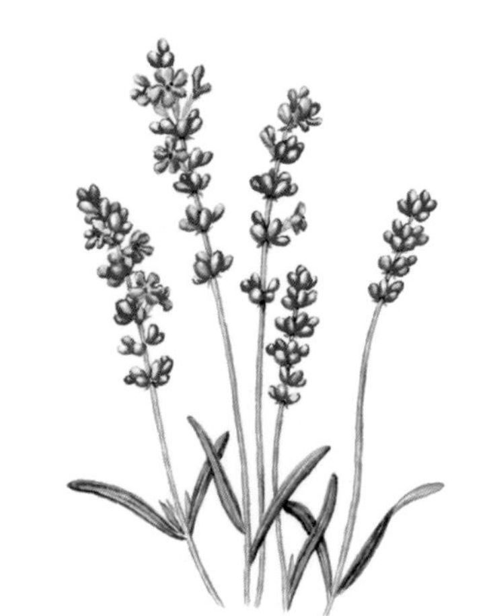

學名：*Lavandula angustifolia / officinalis*
科名：唇形花科
萃取部位 花朵
萃取方法 水蒸氣蒸餾法
主要成分 乙酸沉香酯、沉香醇

輕盈的花香調香氣與沉穩的性質，是精油芳療中運用範圍最廣的精油之一。

鎮靜、抗痙攣與消炎的效果優異，可緩和頭痛、胃痛、肌肉痠痛和身體僵硬等症狀。提昇肌膚新陳代謝、促進再生，因此使用於傷口、燙傷以及曬後護理非常有效。此外，又可洗滌心靈上的不快，是能以自律神經為首重整身心各方面平衡的萬用精油。

檸檬

提高注意力，身心煥然一新

學名：*Citrus limonum*
科名：芸香科
萃取部位 果皮
萃取方法 壓榨法
主要成分 檸檬烯、β-蒎烯、檸檬醛
注意事項 需注意光毒性以及皮膚刺激。

清爽的香氣可以讓身心煥然一新，使全身精氣流通順暢。保持頭腦清晰，同時也具有能預防疲勞的效果。

此外，由於能促進血液和淋巴流動，因此可以排除體內老廢物質，用來改善水腫與橘皮組織的效果亦可期。

抗菌作用優異，相當適合幫助保持廚房器具的清潔。可利用薰香淨化空氣。

檸檬香茅

振奮精神與排毒，極有效果

學名：*Cymbopogon citratus*
科名：禾本科
萃取部位　葉片
萃取方法　水蒸氣蒸餾法
主要成分　檸檬醛、香茅醛、香葉醇、沉香醇、類黃酮

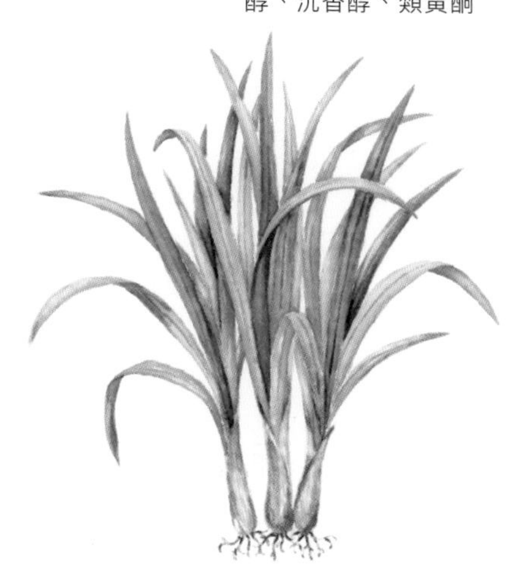

在印度自古以來除了食用之外，也使用在緩和感染、發炎以及除蟲上。能改善血液和淋巴流動以促進代謝、加速排除毒素。清爽暢快的香氣，能重整消化系統機能。可振奮精神與緩和壓力，因此也適合在車內使用。同時還有抗菌、除臭與除蟲的效果。

奧圖玫瑰

影響女性荷爾蒙，帶來幸福感

自古起就被視為能療癒女性悲傷的香氛。分為使用水蒸氣蒸餾法的奧圖玫瑰，以及使用溶劑萃取法的玫瑰原精，因萃取法不同，所含的成分與香氣也不相同。

奧圖玫瑰具有鎮靜和調整免疫力的作用，也能振奮情緒。可調整荷爾蒙平衡，緩和更年期障礙和PMS的各種症狀。皮膚修護作用能防止肌膚老化和乾燥，也具有抗老的效果。

學名：*Rosa damascena*
科名：薔薇科
萃取部位　花朵
萃取方法　水蒸氣蒸餾法
主要成分　香茅醇、香葉醇、橙花醇

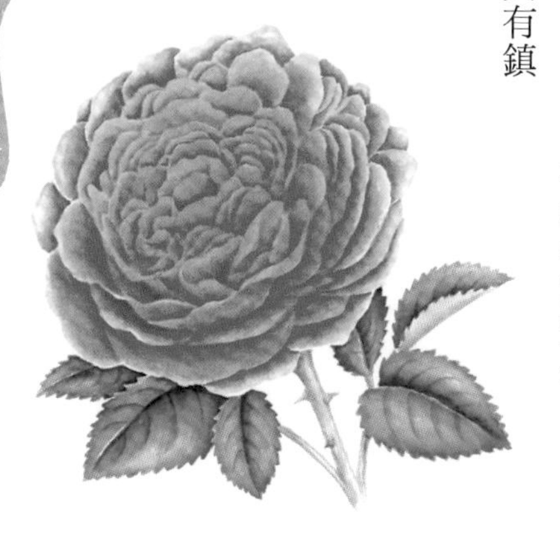

迷迭香

讓身心一同常保年輕

在希臘時代，甚至有學生在考試時攜帶迷迭香嫩枝入場，是自古以來便以提昇專注力和記憶力聞名的香草。

抗氧化及促進血液循環的效果良好，可提昇腦部機能。因此近年來，由於與檸檬的調合複方被用以預防及改善失智症而受到關注。

此外，也有生髮作用，因此使用在養護頭髮也很有效果。

學名：*Rosmarinus officinalis*

科名：唇形花科

萃取部位　花朵、莖部、葉片

萃取方法　水蒸氣蒸餾法

主要成分　桉葉油醇、α-蒎烯、β-蒎烯、樟腦

羅馬洋甘菊

抑制發炎，緩和疼痛使放鬆

花香調且具特色的香氣，可去除身體深處的疲憊。當壓力過大，或是心靈緊繃時，更能讓人感到放鬆舒適。

由於可讓神經放輕鬆，因此能緩解頭痛、肌肉痠痛、神經痛與生理痛等症狀，對於改善失眠也有效果。具抗過敏作用，故亦可抑制異位性皮膚炎等炎症。

學名：*Anthemis nobilis*

科名：菊科

萃取部位　花朵

萃取方法　水蒸氣蒸餾法

主要成分　歐白芷酸酯類、惕恪酸酯類

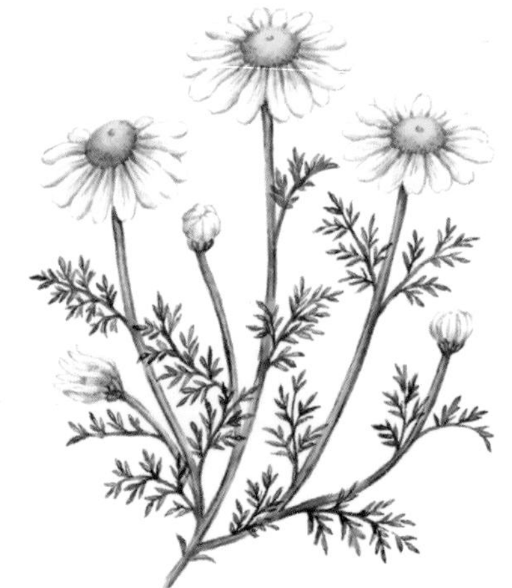

Thujopsis dolabrata

青森羅漢柏

具抗菌、防蟲作用及療癒的香氣

青森羅漢柏因具耐水性且能防止白蟻，是備受喜愛的建材。從加工過程產生的木屑中萃取出精油。高雅的香氣能達到與森林浴相同的放鬆效果，同時也有集中注意力的作用。具有優異的抗菌、抗真菌與防蟎作用，因此亦可除蟲及消臭。

學名：*Thujopsis doladrata*
科名：柏科
萃取部位 木質部（木屑）
萃取方法 水蒸氣蒸餾法
主要成分 羅漢柏烯、柏木醇、扁柏醇

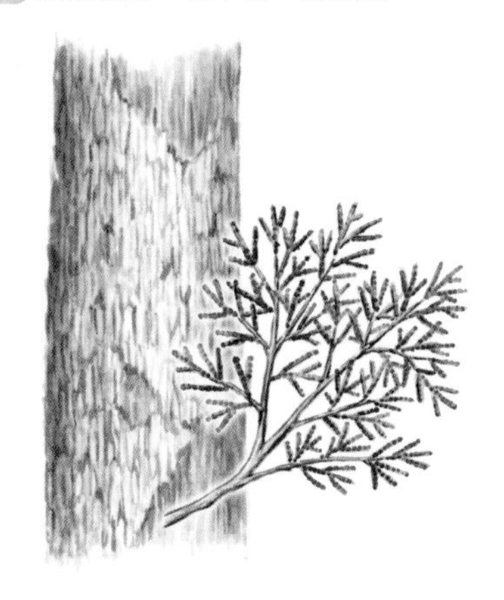

Chamaecyparis obtusa

木曾日本扁柏

淨化空間，寧靜致遠的森林香氣

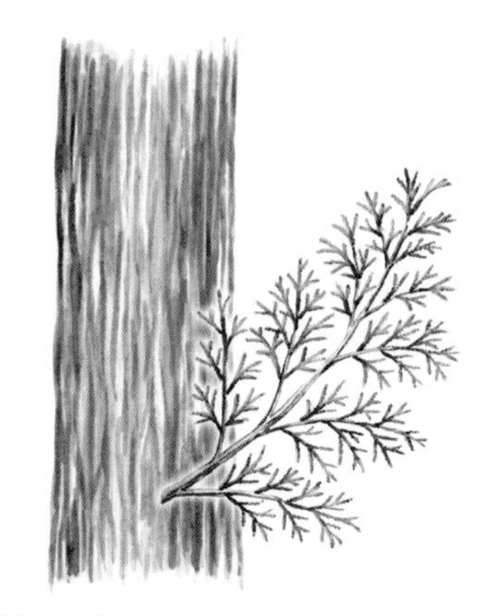

學名：*Chamaecyparis obtusa*
科名：柏科
萃取部位 樹枝
萃取方法 水蒸氣蒸餾法
主要成分 香檜烯、乙酸龍腦酯、檸檬烯、松油烯

日本扁柏具耐水性及防腐效果，平靜的優雅香氣自古以來便受到人們喜愛。做為建材、製成浴缸或便當盒等，在日常生活中被廣泛使用，是日本人熟悉的香氣。樹木精油之中含有的物質能保持根壞的潔淨，因此具淨化空間及抗菌的作用。

相對於同為柏科的青森羅漢柏帶有較強的抗菌功能印象，木曾日本扁柏則是以寧靜致遠為關鍵印象的精油。

月桃

強健肌膚細胞天然保養品原料

自然生長於沖繩山野間，具代表性的薑科香草。自古以來便常使用在除臭、防蟲、防霉等日常生活當中。

添加月桃精油的護膚產品被當成天然抗老產品使用，能發揮保濕及抗氧化等效果。

此外，亦可舒緩緊繃、減輕壓力，帶來宛如沖繩天空般的開闊感。

學名：*Alpinia zerumbet excelsa*
科名：薑科
萃取部位　葉片
萃取方法　水蒸氣蒸餾法
主要成分　松油烯、香檜烯、桉葉油醇、松油烯-4-醇

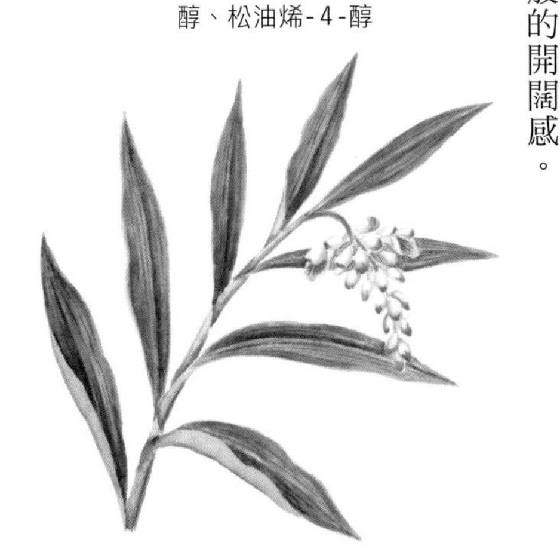

高野日本金松

香氣顯著，安撫心靈並舒壓

別名也被稱之為「本槙」的日本原生種常綠針葉樹「高野日本金松」。散發獨特氣場的姿態，據說受到弘法大師(空海)的青睞與重視。

高野日本金松精油具有鎮靜、舒緩，以及調整呼吸系統平衡的作用。

此外，調節空間的淨化作用表現相當優異，亦有消臭與防蟲的效果。

學名：*Sciadopitys verticillata*
科名：金松科
萃取部位　葉片、樹枝
萃取方法　水蒸氣蒸餾法
主要成分　α-松油烯、檸檬烯、石竹烯、柏木醇

Citrus tamurana

日向夏

以溫和的柑橘調香氣促進血液循環

別名「小夏」，被視為日本柚子的變種。正如其名，盛產於初夏。

在柑橘類當中也是最為清爽的香氣，可促進血液循環、活化腦部及重振身心。建議使用在想要讓心情煥然一新時，或是想要集中精神、努力奮發時。

學名：*Citrus tamurana*

科名：芸香科

萃取部位 果皮

萃取方法 水蒸氣蒸餾法（減壓）

主要成分 檸檬烯、松油烯、α-蒎烯

注意事項 需注意光毒性以及皮膚刺激。

Citrus depressa

台灣香檬

活用於恢復精神或提昇專注力

原生於沖繩與台灣的南國柑橘類，日文漢字為「平實檸檬」。日文方言俗稱「シークヮーサー」（shīkwāsā），當中的「シー」（shī）是沖繩方言「酸」的意思；「クヮス」（kwāsā）則表示「給某人吃」。

清爽的香氣能重振精神以及提昇注意力。可促進食慾與增強免疫力，因此對於預防感冒和夏季倦怠也很有效。

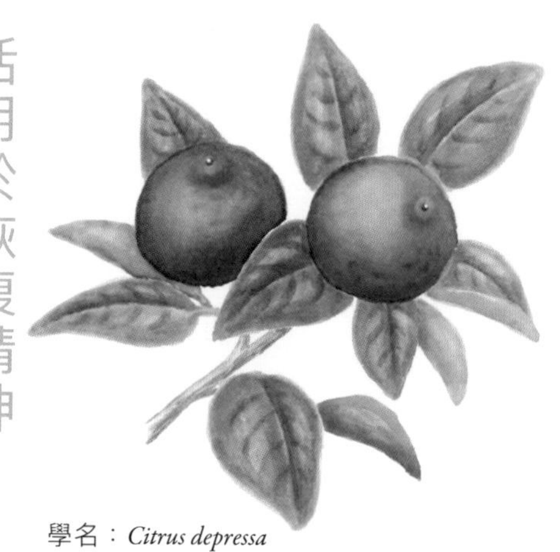

學名：*Citrus depressa*

科名：芸香科

萃取部位 果皮

萃取方法 水蒸氣蒸餾法

主要成分 d-檸檬烯、松油烯、傘花烴

注意事項 需注意光毒性以及皮膚刺激。

四萬十薑

學名：*Zingiber officinale*

科名：薑科

萃取部位 根部、莖部

萃取方法 水蒸氣蒸餾法(減壓)

主要成分 薑烯、莰烯、β-水芹烯、β-倍半水芹烯、β-甜沒藥烯、檸檬醛

加強代謝、溫熱身體，解決虛冷體質

以日本產量第一為傲的高知縣四萬十川流域所生產的生薑做為原料，所萃取的精油。

含有檸檬醛，特色是宛如檸檬般的尾韻香氣。能促進代謝和血液循環，在溫暖身體的同時也替心靈帶來溫暖，使人變得安定。

此外，辛辣的香氣可調整消化系統平衡，搭配柑橘類精油效果絕佳。

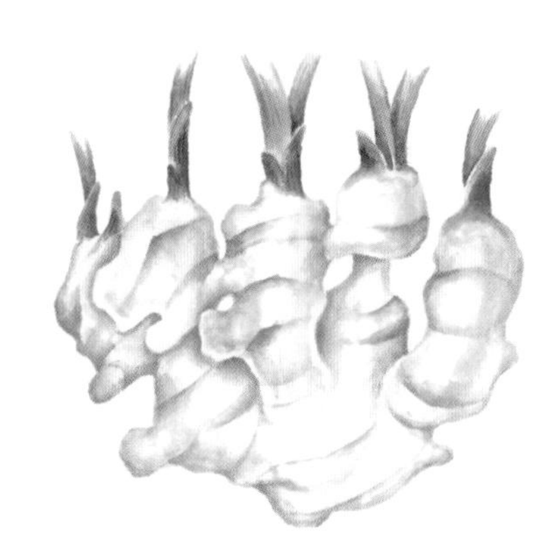

Cinnamomum camphora

樟樹

學名：*Cinnamomum camphora*

科名：樟科

萃取部位 樹枝

萃取方法 水蒸氣蒸餾法

主要成分 桉葉素、莰烯、松油醇、樟腦、沉香醇

抑制發炎、有效止痛的「藥之樹」

自古以來使用於防蟲的樟腦就是以樟樹為原料。具有抗菌與抗發炎的作用，加上擁有鎮靜跟止痛效果，能大幅地使用在頭痛、腰痛與神經痛等問題。獨特的醒腦香味可活化腦部，具有重振精神的作用。由於精油威力強大，因此需注意用量。也適用於油性肌膚的調理。

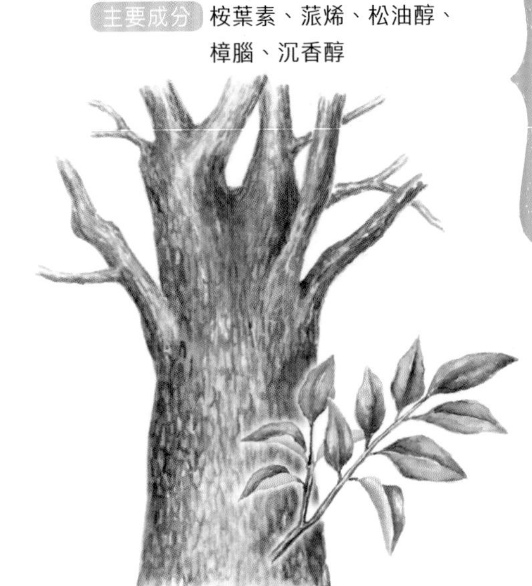

戶田橘

加強身體循環，有助於記憶力和專注力

日本原生柑橘的產地為宮崎、高知以及和歌山等地，伊豆的戶田為最北處。早在『日本書紀』中就被提及，柑橘自古以來被視為長生不老的仙藥。

現在日本固有種十分罕見，稀少到甚至被認定為瀕危物種。

柑橘類特有的清爽香氣可以去除不安和疲憊、改善血液循環並溫暖身體，以及提昇注意力和記憶力。

學名：*Citrus tachibana*
科名：芸香科
萃取部位 果皮
萃取方法 水蒸氣蒸餾法
主要成分 檸檬烯、松油烯、β-蒎烯、沉香醇

Mentha canadensis var. *piperascens*

北海道薄荷

緩解焦躁，幫助胃腸暢快

在日本生產的薄荷，需要300坪的田地才能取得10 kg的精油，故為稀有昂貴的精油。

由於含有的薄荷醇成分是胡椒薄荷的1.5倍，因此具有強勁的清涼感。

此外，也有舒緩肌肉僵硬的作用，且能幫助調整消化系統機能。很適合使用在想讓頭腦清爽、提昇專注力的時候。

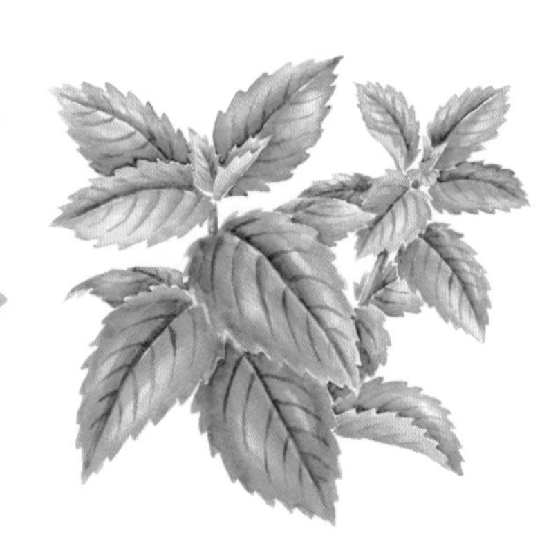

學名：*Mentha canadensis var. piperascens*
科名：唇形花科
萃取部位 葉片
萃取方法 水蒸氣蒸餾法
主要成分 l-薄荷醇、薄荷酮、異薄荷酮

北海道冷杉

學名：*Abies sachalinensis*

科名：松科

萃取部位 葉片、樹枝

萃取方法 水蒸氣蒸餾法

主要成分 α-蒎烯、莰烯、乙酸龍腦酯、檸檬烯、β-蒎烯

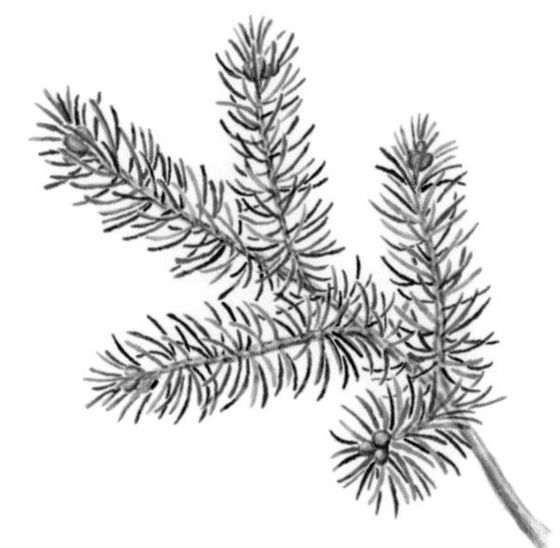

(北海道冷杉為日本公司Fupunomori的註冊商標)

矗立於北境的樹木之力，充實心靈帶來活力

學名「Abies」意謂「永恆的生命」。由涼爽的北海道空氣所孕育的針葉樹冷杉所產生的精油，給人清爽輕盈的感覺。

具有鎮靜與抗菌的作用，使用於呼吸系統不適、咳嗽及喉嚨痛，同時也能夠淨化室內空氣。

藉由促進血液循環與鎮靜的效果，有助於改善神經痛、肩膀僵硬、肌肉痠痛及風濕。亦可用於肌膚粗糙和青春痘的護理方面。

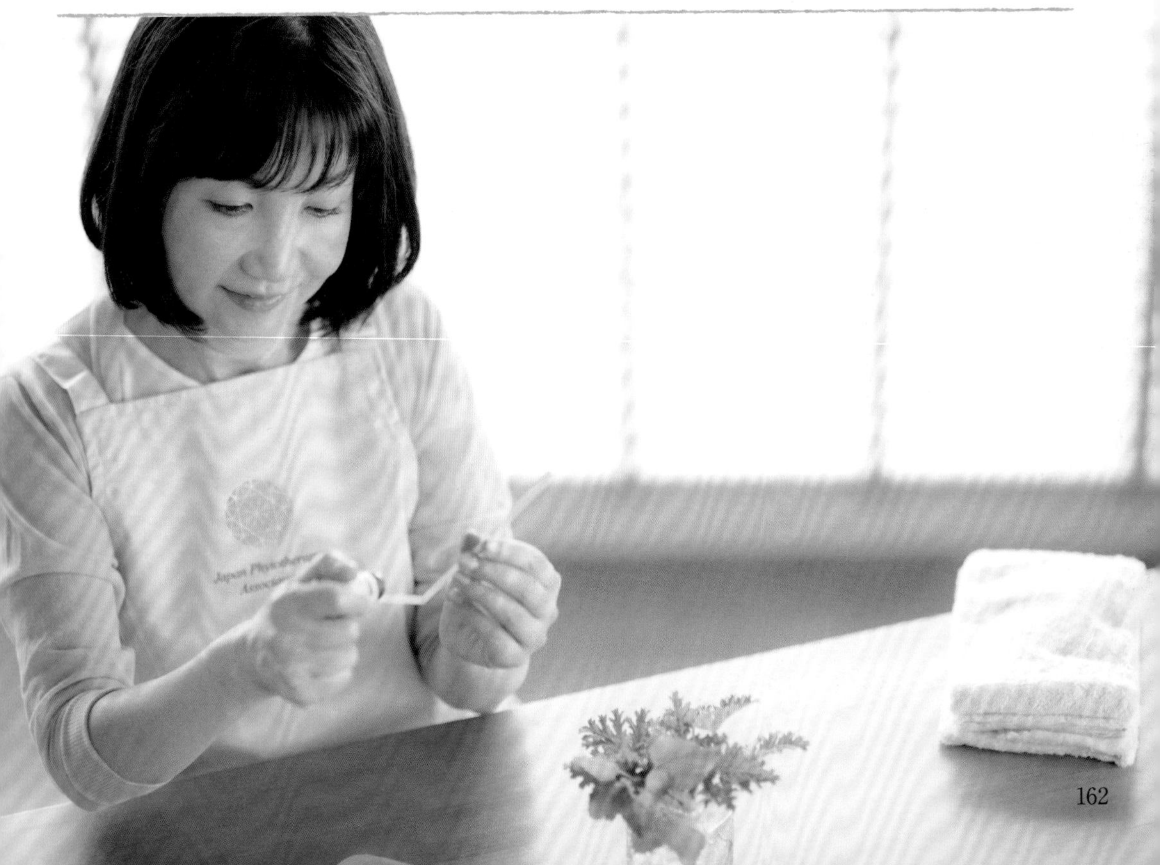

基底油

基本上精油原液不可直接使用。必須透過稱作「基底油」的肌膚用植物油基材，以其為主材料稀釋精油後再使用。在這裡要介紹常用的4種基底油。

Olive Oil

橄欖油

軟化肌膚，亦有抑制發炎的效果

含有維他命A和E，可抑制發炎，溫柔守護肌膚。請務必使用肌膚用橄欖油而非食用油。由於富含油酸，是不易氧化的油品。有各種等級，但建議選擇特級初榨橄欖油。

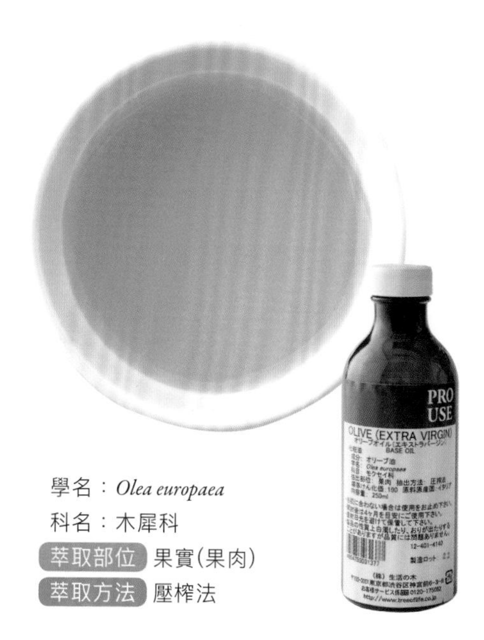

學名：*Olea europaea*
科名：木犀科
萃取部位 果實(果肉)
萃取方法 壓榨法

Sweet Almond nut Oil

甜杏仁油

推薦給肌膚乾燥的你

含有油酸、亞麻油酸、維他命A及B群，保濕效果也很棒，因此建議在有乾燥困擾時使用。此外，亦可軟化肌膚和具抗發炎效果，但與橄欖油和夏威夷核果油相比較易氧化，因此請及早使用完畢。

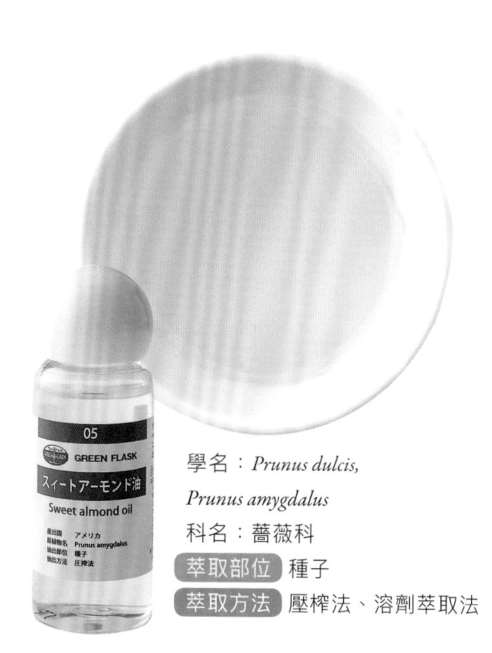

學名：*Prunus dulcis, Prunus amygdalus*
科名：薔薇科
萃取部位 種子
萃取方法 壓榨法、溶劑萃取法

荷荷芭油

學名：*Simmondsia chinensis*
科名：黃楊科
萃取部位 種子
萃取方法 壓榨法

滲透性和保濕效果絕佳。用於毛髮護理也很棒

正確來說並非是油脂，而是植物蠟。也因此非常不易氧化，品質安定、容易保存是其特色。滲透性和保濕效果也很優秀，適用於任何膚質，因此也很推薦初學者使用。有益於頭髮毛鱗片的保養。

Macadamianut Oil

夏威夷核果油

富含棕櫚油酸，能強化肌膚機能

存在於皮脂當中的棕櫚油酸，會隨著年齡增長而流失，但夏威夷核果油含量甚多，因此親膚性佳，對於強化肌膚機能很有幫助。在保濕、預防皺紋和乾性肌膚等防止肌膚老化的效果方面，值得期待。

學名：*Macadamia ternifolia*
科名：山龍眼科
萃取部位 種子
萃取方法 壓榨法、溶劑萃取法

純露

以水蒸氣蒸餾法自植物之中萃取精油的同時，所得到的副產物就是純露。含有植物芳香成分，除了能做為芳療保養品的基材之外，也可以直接當成化妝水使用。

黑文字釣樟純露

鎮靜作用優異的木質調香氣

釣樟純露的主要芳香成分為「沉香醇」。具有鎮靜、舒緩以及抗發炎的作用，讓心靈平靜的芬芳香氣是其特色。亦可抑制身體異味。

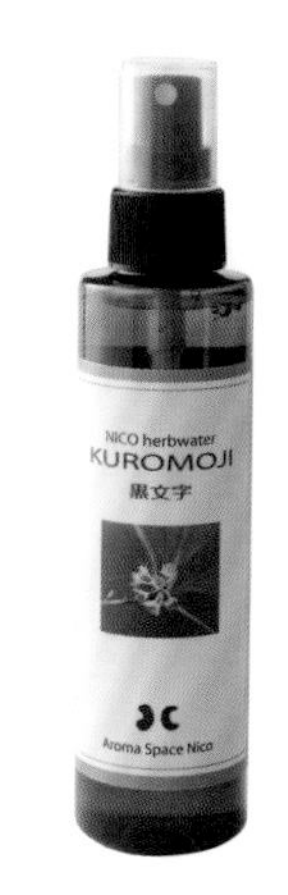

學名：*Lindera umbellata*
科名：樟科
萃取部位 葉片、樹枝

薰衣草純露

來自萬用精油薰衣草的純露

由於具有優異的鎮靜與抗發炎作用，因此特別推薦用以處理曬傷的肌膚或是壓力型肌膚問題。同時也具有放鬆效果。

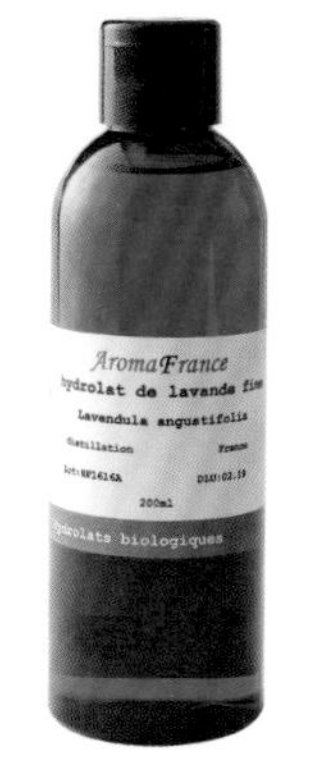

學名：*Lavandula angustifolia*
科名：唇形花科
萃取部位 花朵

玫瑰純露

適用於肌膚抗老

能調整皮脂平衡並具有保濕較果，因此特別推薦適用於斑點或是鬆弛等老化問題的肌膚。原料大馬士革玫瑰的芳香成分容易溶解於水中，因此香氣奢華。

學名：*Rosa damascena*
科名：薔薇科
萃取部位 花朵

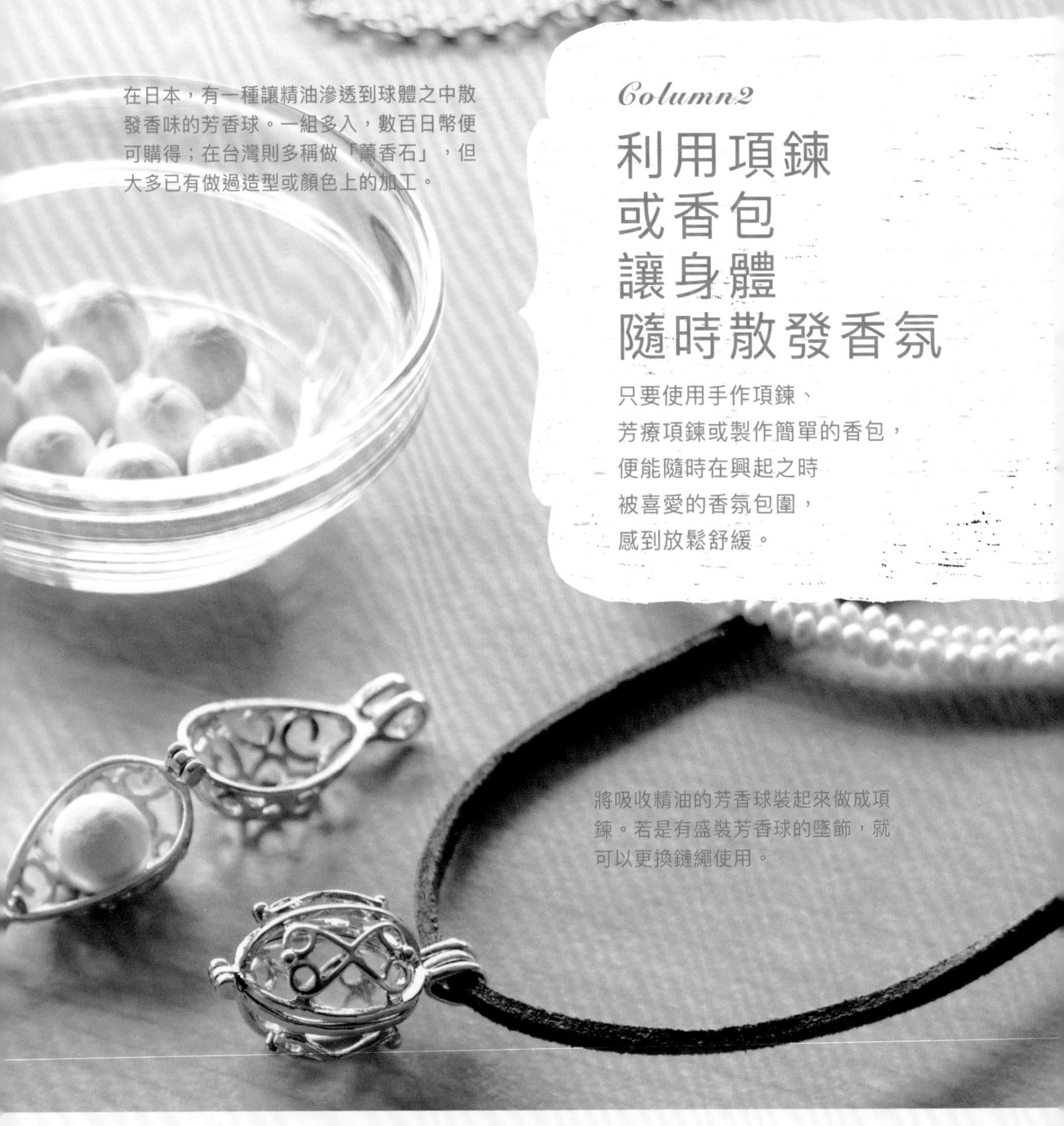

在日本，有一種讓精油滲透到球體之中散發香味的芳香球。一組多入，數百日幣便可購得；在台灣則多稱做「薰香石」，但大多已有做過造型或顏色上的加工。

Column2

利用項鍊或香包讓身體隨時散發香氛

只要使用手作項鍊、
芳療項鍊或製作簡單的香包，
便能隨時在興起之時
被喜愛的香氛包圍，
感到放鬆舒緩。

將吸收精油的芳香球裝起來做成項鍊。若是有盛裝芳香球的墜飾，就可以更換鏈繩使用。

利用市售紗網袋製成香包

一針一線縫製的束口袋當然很好，但若使用市售紗網袋的話，便能輕易地製作香包。只需讓面紙或芳香球吸收喜歡的精油再裝入即可。若放在背包裡，每次打開就會散發香氣；放在車內的話，可以消除車內異味。

在喜歡的項鍊中暗藏香氣

從忙碌的日常當中休息喘口氣的時候，若自己喜歡的香氣能撲鼻而來，

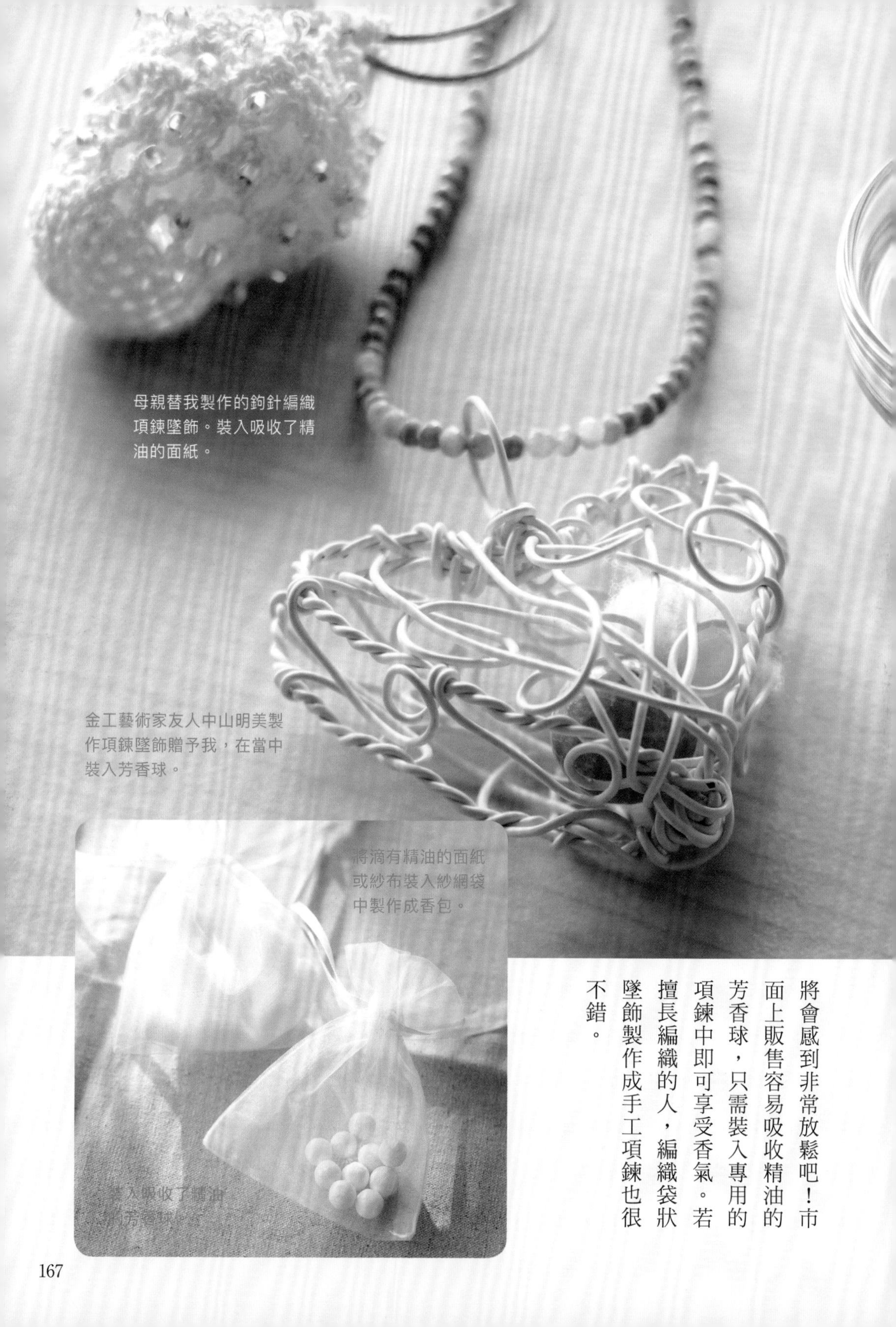

母親替我製作的鉤針編織項鍊墜飾。裝入吸收了精油的面紙。

金工藝術家友人中山明美製作項鍊墜飾贈予我，在當中裝入芳香球。

將滴有精油的面紙或紗布裝入紗網袋中製作成香包。

裝入吸收了精油的芳香球。

將會感到非常放鬆吧！市面上販售容易吸收精油的芳香球，只需裝入專用的項鍊中即可享受香氣。若擅長編織的人，編織袋狀墜飾製作成手工項鍊也很不錯。

精油芳療Q&A

Q1 精油可以飲用嗎？

× 不建議飲用。

公益社團法人日本芳療環境協會(AEAJ)表示即使稀釋過，也不建議飲用精油、與其他食物一同攝取或是用於漱口。當兒童誤飲時不要催吐，應立即送醫接受治療。雖然歐美某些國家也有攝取服用的案例，但在日本對於代謝系統的影響等方面尚有疑慮，因此必須謹慎使用。

Q2 前一天的洗澡水加入佛手柑精油泡澡，可以重新加熱再使用嗎？

× 精油泡澡的熱水請每天更換。

精油中有許多揮發性成分，因此會隨著時間蒸散。重新加熱就無法獲得精油應有的效果。精油泡澡用的水請每天更換，確實清潔吧！
(註：日本的浴缸大多附有加熱設備)

Q3 同一個配方是否不要長期使用比較好？

△ 變換處方會比較安全。

精油成分會被肝臟或腎臟代謝，排出體外。通常認為相同成分不要長時間連續使用較好。此外，也考慮到身體會習慣精油的作用，因此1～2個月左右就改變配方較恰當。

可以用來替運動後的小朋友進行按摩嗎？

使用薰衣草或馬鬱蘭等具鎮靜、消炎作用的精油進行按摩。

3歲之前勿使用精油，僅以基底油進行按摩。4歲以上，喜愛運動或芭蕾舞的小朋友，可在運動後針對肌肉痠痛等症狀進行精油按摩。對於肌肉疲勞的復原很有幫助。

精油用蠟燭式擴香器燃燒加熱薰香好像不太好？

有發生火災的風險，因此不建議。

因為需要注意空燒引起的火災，以及寵物與幼兒，故不太推薦蠟燭式的。以安全上的考量來說，推薦使用插電式的香爐或是芳香器。使用擴香儀的話，也較不易因加熱而使成分產生變化。

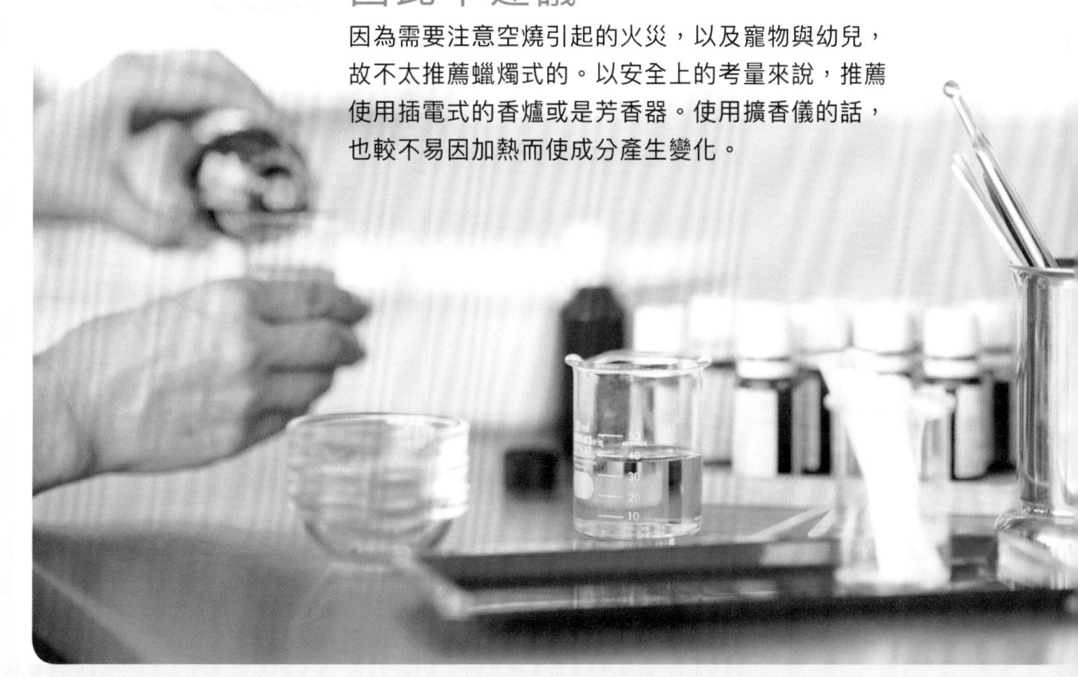

自植物中所萃取的精油有許多成分，且具各種效果。
針對症狀使用時，最重要的便是「味道是否喜歡」。
除了刊登於本書中的配方以外，也另有具相同效果的精油，
因此依照喜好試著變化也很不錯喔！

肌膚・頭皮問題 (P112～123)													心理問題 (P124～131)						美體&美容 (P50～75)						
肝功能衰退	腸胃疲勞・胃痛	乾性膚質	疣	手部粗糙・主婦濕疹	濕疹	成人痘・面皰	燙傷・曬傷	足癬	蚊蟲叮咬・擦傷	指甲・逆剝	圓形脫毛症	掉髮・頭皮屑	憂鬱症・情緒低潮	預防恐慌症發作	失智症	注意力不集中	失眠症	情緒憤怒(壓力・不安・焦躁)	美膚(斑點、皺紋、暗沉)	排毒	胸頸保養	身體保養	塑身	放鬆	抗老
											●	●	●	●								●		●	●
	●					●						●		●	●		●	●	●	●					
	●															●									
												●	●				●							●	●
●						●						●				●				●		●	●	●	
				●	●												●		●		●				●
		●																							
●						●										●		●	●				●		
		●											●				●	●	●		●				
						●						●	●							●		●	●		
		●		●	●		●		●	●									●						●
		●									●		●												●
						●							●							●			●		
	●					●			●			●		●					●	●		●			●
								●									●								
●		●	●	●		●	●	●	●	●		●				●						●			
	●	●					●		●	●	●		●	●			●	●				●		●	●
																	●	●							
									●										●			●			●
		●								●														●	●
	●																			●			●		
	●												●					●	●					●	●
	●															●							●		●
	●						●						●					●	●			●			●

※1 從精神層面修護因壓力導致的暴食等，以預防慢性病(高血糖、高血壓與高尿酸值)。

精油主要功效一覽表

	身體問題（P88～111）																			
	感冒	咳嗽・喉嚨痛	花粉症	頭痛	肩膀僵硬	腰痛	膝蓋疼痛	虛冷症	水腫	便祕	更年期障礙	熱潮紅	眼睛疲勞・老花眼	PMS	預防牙周病・口內炎	宿醉	預防慢性疾病※1	膀胱炎	體味	腳臭
依蘭								●		●	●			●						
柳橙	●	●		●	●	●		●									●	●		
豆蔻										●										
快樂鼠尾草								●			●	●		●						
葡萄柚					●	●			●							●	●			●
日本黑文字釣樟					●		●	●						●						
古巴香脂			●																	
絲柏	●		●				●	●	●		●		●				●	●	●	●
檀香	●	●				●		●			●							●		
雪松											●			●						●
德國洋甘菊		●	●	●																
茉莉																				
杜松漿果					●	●	●		●					●		●	●		●	
天竺葵										●	●			●						●
沉香醇百里香	●	●								●										●
茶樹	●	●	●												●				●	
五脈白千層		●	●			●														
橙花											●									
馬鞭草（檸檬馬鞭草）											●			●		●				
廣藿香						●								●						
玫瑰草				●							●									
茴香										●										
苦橙葉	●	●																		
黑胡椒								●												
乳香	●	●		●	●		●	●			●		●	●				●		

		肌膚・頭皮問題 (P112～123)											心理問題 (P124～131)						美體&美容 (P50～75)						
肝功能衰退	腸胃疲勞・胃痛	乾性膚質	疣	手部粗糙・主婦濕疹	濕疹	成人痘・面皰	燙傷・曬傷	足癬	蚊蟲叮咬・擦傷	指甲・逆剝	圓形脫毛症	掉髮・頭皮屑	憂鬱症・情緒低潮	預防恐慌症發作	失智症	注意力不集中	失眠症	情緒憤怒(壓力・不安・焦躁)	美膚(斑點、皺紋、暗沉)	排毒	胸頸保養	身體保養	塑身	放鬆	抗老
	●										●													●	●
	●								●				●		●	●				●					
●											●		●	●			●	●						●	
							●		●																●
	●							●									●				●				
	●												●					●	●					●	●
								●																●	●
														●				●						●	●
				●														●							
															●										
●		●		●	●	●	●	●	●	●	●	●		●	●		●	●	●	●	●	●			●
●	●		●										●		●	●				●		●	●		
													●			●				●					
		●				●							●						●						●
●									●		●	●	●		●	●			●	●	●	●	●		●
		●		●	●		●			●							●								
								●			●	●													
													●	●	●										
	●								●					●				●	●						●
													●				●							●	
	●												●			●				●					
						●								●	●	●				●					
															●	●									
	●				●				●		●									●					●
																								●	

※1 從精神層面修護因壓力導致的暴食等，以預防慢性病(高血糖、高血壓與高尿酸值)。

	身體問題（P88～111）																			
	感冒	咳嗽・喉嚨痛	花粉症	頭痛	肩膀僵硬	腰痛	膝蓋疼痛	虛冷症	水腫	便祕	更年期障礙	熱潮紅	眼睛疲勞・老花眼	PMS	預防牙周病・口內炎	宿醉	預防慢性疾病※1	膀胱炎	體味	腳臭
岩蘭草																				
胡椒薄荷	●	●	●	●	●		●								●	●			●	●
佛手柑				●								●		●						●
安息香		●																		
馬鬱蘭（甜馬鬱蘭）				●	●	●				●	●									
橘子											●			●						
沒藥															●					
香蜂草（檸檬香蜂草）											●	●					●			
西洋耆草												●		●						
尤加利	●	●	●																	
日本柚子	●					●			●								●	●		
薰衣草	●		●	●	●	●	●	●		●	●		●	●	●		●	●	●	
檸檬	●		●	●	●	●		●	●	●						●				●
檸檬香茅					●	●														
奧圖玫瑰											●	●		●						
迷迭香			●	●	●	●	●	●		●			●			●				
羅馬洋甘菊		●	●		●						●		●	●			●	●		
青森羅漢柏	●		●														●			
木曾日本扁柏																				●
月桃											●			●		●				
高野日本金松								●												
日向夏								●								●				
台灣香檬													●	●						
四萬十薑	●	●						●								●				
樟樹		●		●																
戶田橘	●	●																		
北海道薄荷	●		●	●	●		●								●	●			●	●
北海道冷杉		●			●		●													

推薦精油品牌(日本)

在這邊介紹推薦精油芳療的初學者也能夠放心購買的精油品牌(日本)。

GREEN FLASK
自由之丘直營店

東京都世田谷區奧澤
5-41-12 Sophia大樓1樓
TEL：03-5483-7565
營業時間：12：00～19：00
(週三公休，若週三為國定假日則照常營業)

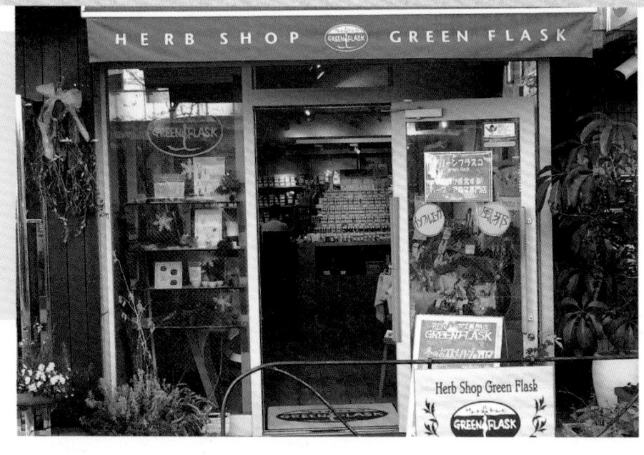

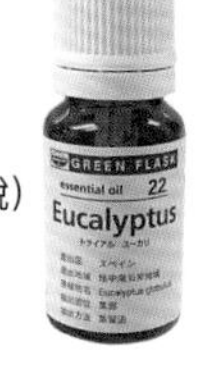

藍膠
尤加利
5ml
1,000日幣(未稅)

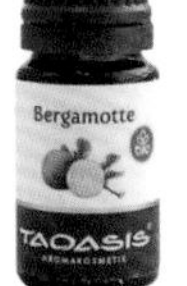

佛手柑
Bio/Demeter
5ml
1,900日幣(未稅)

GREEN FLASK／TAOASIS

筆者恩師的藥劑師林真一郎所經營的自有品牌——香草專賣店「GREEN FLASK」。供應通過一定標準的優質精油。店內也販售德國最高等級品質的TAOASIS等外國品牌精油。

NEAL'S YARD
REMEDIES表參道本店

東京都涉谷區神宮前5-1-17 1F
TEL：03-5778-3706
營業時間：11：00～20：00(全年無休)

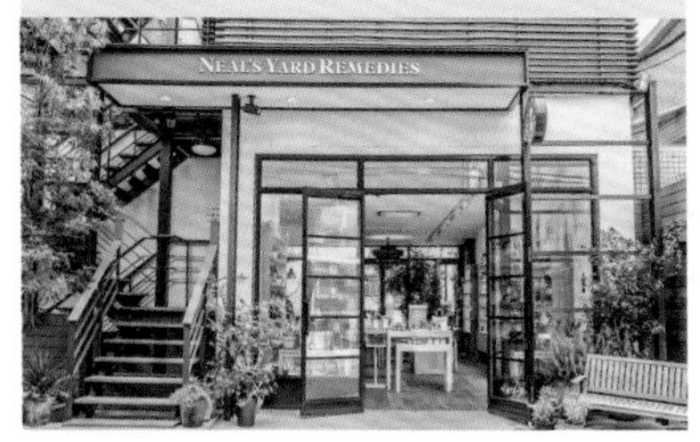

NEAL'S YARD REMEDIES

英國品牌，販售堅持有機和永續生態的精油芳療與香草等護膚產品。備有多款有機精油，好用的獨家複方精油也很受歡迎。

有機柳橙
10ml
2,100日圓(未稅)

生活之木

香草與精油芳療專賣店「生活之木」，從世界32國的合作農場直接進口嚴選有機精油、製造並販賣。豐富的產品種類和實惠的價格很吸引人。全日本有120間直營門市，因此容易購買也是重點。

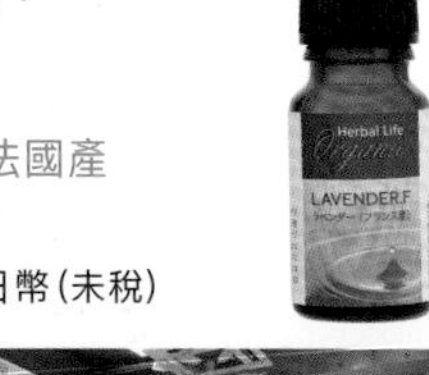

有機薰衣草•法國產
(真正薰衣草)
10ml　2,500日幣(未稅)

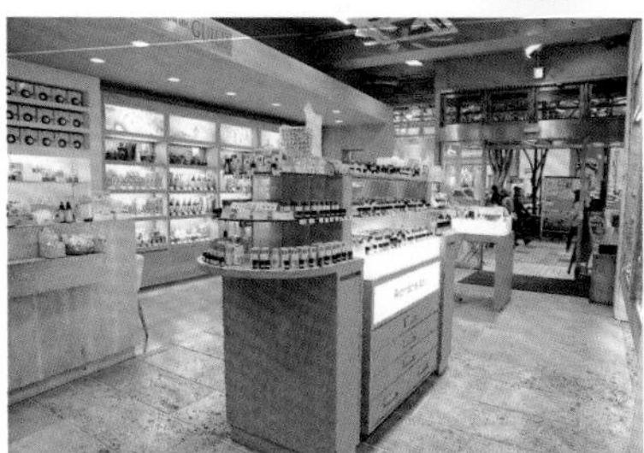

生活之木　原宿表參道店

東京都涉谷區神宮前6-3-8 Tree of life
TEL：03-3409-1778
營業時間：11：00～21：00(全年無休)

簡介

作者　池田明子

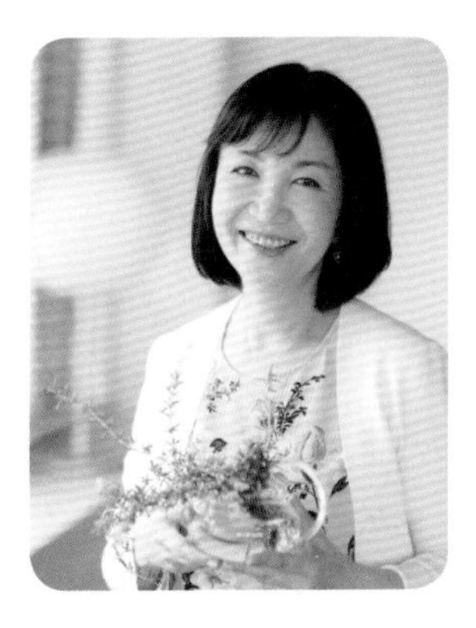

植物療法士／PHYTO THERAPIST。為Sopia phyto therapy college校長。西九州大學客座副教授。一般社團法人日本植物療法協會代表理事。一般社團法人日本手部護理協會代表理事。臨床檢查技師、植生工程學士。以藉由植物力量提昇自然治癒力，活用於身心健康、美容和生活各方面的「植物療法」普及為目標的「PHYTO THERAPIST(植物療法士)」培育學校，在2006年創立於東京自由之丘。並從2012年起也開始了療癒心靈的「手部護理按摩」推廣，及手部護理治療士的培訓。和學院畢業生及專任講師群共同於全國各地舉辦植物療法與手部護理講座，同時也積極地於社福、看護第一線的舉辦志工活動。於教育機構和企業等機關的演講、文化活動，多方發展，著作有《暖手　暖心的香氛療癒按摩》(美日文本)以及《ズボラ大人女子の週末セルフケア大全》(大和書房)等眾多書籍。丈夫為演員梅澤富美男，育有2女。

監修者　今西二郎

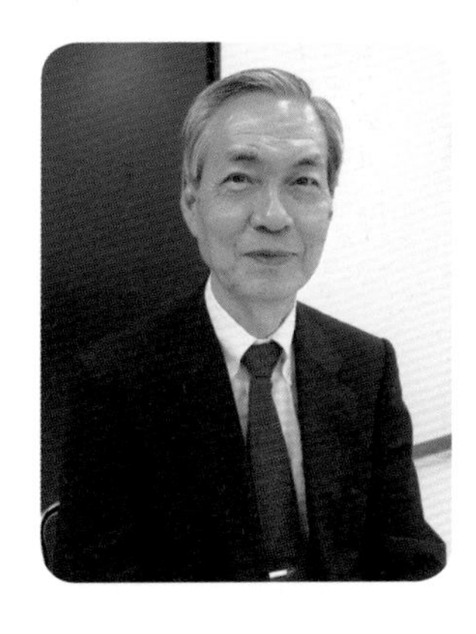

為明治國際醫療大學附屬整合醫療中心院長。京都府立醫科大學榮譽教授。1971年自京都府立醫科大學畢業，並於該大學附屬醫院擔任實習醫師。1973年就讀京都府立醫科大學研究所醫學研究科(主攻微生物學)，在學期間，以法國政府公費留學生的資格前往巴黎第7大學留學。歷經京都府立醫科大學微生物學教室助教、講師、助理教授之後，以文部省外派研究員身分，前往美國羅斯威爾公園紀念研究所留學。任職京都府立醫科大學微生物學教室教授、研究所醫學院研究科教授等職位，自2010年起擔任現職。專長為東方醫學、支援　替代醫療、整合醫療、感染學、微生物學。曾擔任過日本芳療學會前理事長、日本支援替代醫療學會理事長、日本整合醫療學會代表代議員、日本抗老醫學會理事、日本東洋醫學會代議員、路易巴斯德醫學研究中心理事、日本香草療法研究會代表幹事等職務。著書眾多。

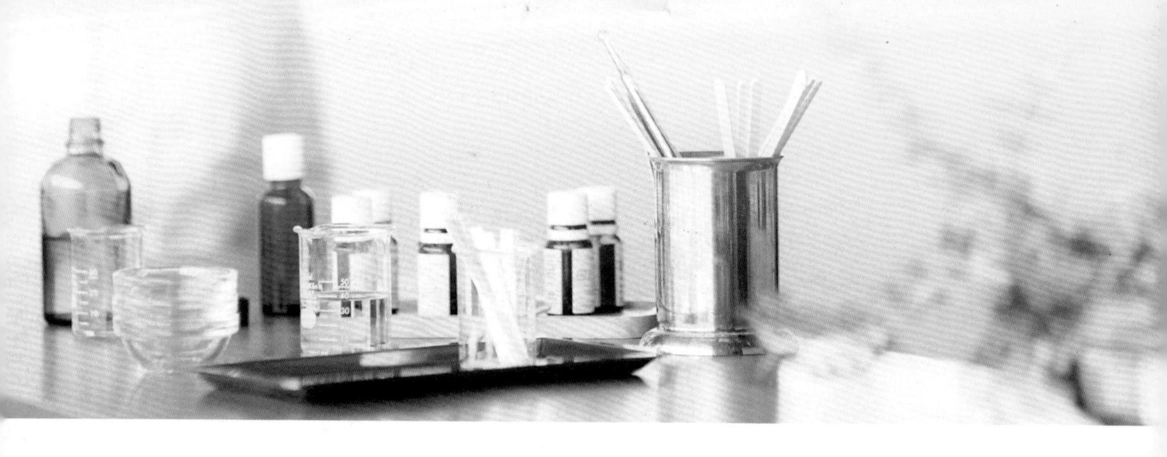

愛生活83

精油芳療居家活用事典

アロマセラピー使いこなし事典

總編輯　林少屏
出版發行　邦聯文化事業有限公司　睿其書房
地址　台北市中正區泉州街55號2樓
電話　02-23097610
傳真　02-23326531
電郵　united.culture@msa.hinet.net
網站　www.ucbook.com.tw
郵政劃撥　19054289邦聯文化事業有限公司
製版　彩峰造藝印像股份有限公司
印刷　皇甫彩藝印刷股份有限公司
發行日　2019年6月初版
港澳總經銷　泛華發行代理有限公司
電話：852-27982220
傳真：852-31813973
E-mail：gccd@singtaonewscorp.com

國家圖書館出版品預行編目資料

精油芳療居家活用事典 / 池田明子著；今西二郎監修；
周欣芃譯. —初版. —臺北市：睿其書房出版：
邦聯文化發行, 2019.06
176面；23*17公分. —(愛生活；83)
譯自：アロマセラピー使いこなし事典
ISBN 978-957-8472-67-9 (平裝)

1.芳香療法 2.香精油

418.995　108008010

staff

作者 ■ 池田明子
監修 ■ 今西二郎
譯者 ■ 周欣芃
編輯 ■ 吳欣怡
潤稿 ■ 琴依
校對 ■ 艾瑪
排版 ■ 華漢電腦排版有限公司

AROMATHERAPY TSUKAIKONASHI JITEN
written by Akiko Ikeda, supervised by Jiro Imanishi, Professor of Meiji University of Integrative Medicine

Original Japanese edition published in 2018 by SEKAI BUNKA PUBLISHING INC., Tokyo.

This Traditional Chinese language edition is published by arrangement with SEKAI BUNKA PUBLISHING INC., Tokyo in care of Tuttle-Mori Agency, Inc., Tokyo through Future View Technology Ltd., Taipei.